GUIDE PRATIQUE
TONUS - Phases 1 à 4

Entraînements avec bandes élastiques

> Ce guide à été créé afin d'accompagner la formation d'entraînements musculaires "TONUS" de *Les Fortin Mission Santé*.
>
> Pour plus d'information, visitez le www.LesFortin.ca

Un merci très spécial à nos familles pour le support optimiste et constant. Nous ne pourrions pas faire notre différence sans votre implication.

Gratitude envers vous, chers clients et clientes, pour votre confiance envers nous dans cette grande aventure de remise en forme et de conservation de la santé globale.

Copyright © 2021 Les Fortin Mission Santé Inc.
Tous droits réservés. (V 2.2 3 février 2021)

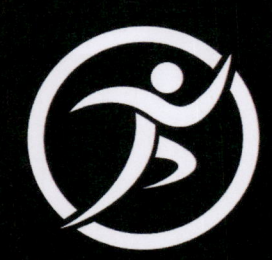

LES FORTIN
MISSION SANTÉ
PROGRAMMES DE SANTÉ GLOBALE

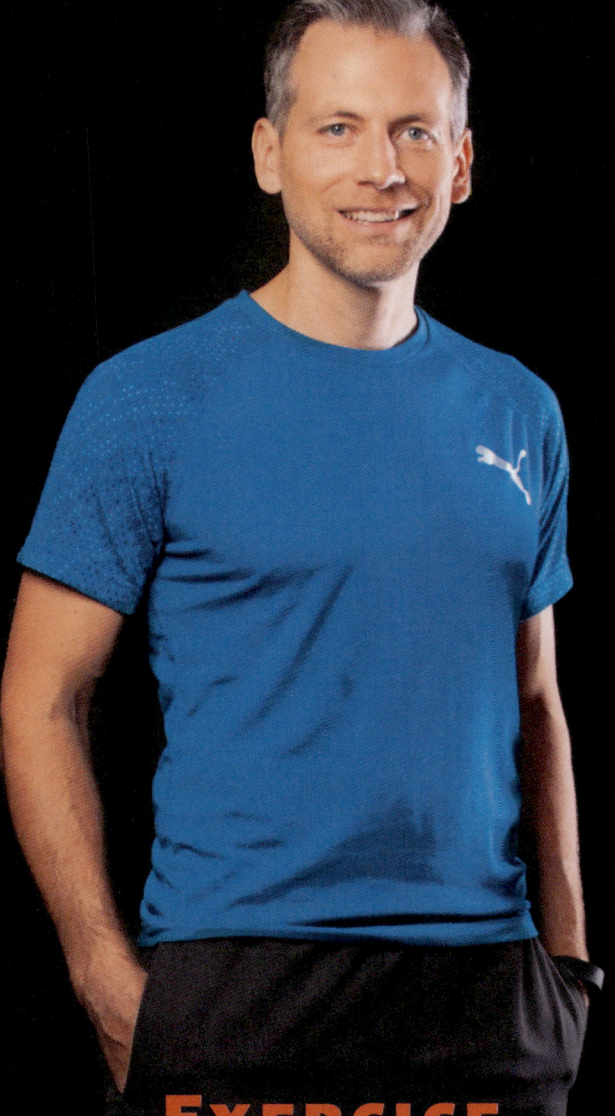

EXERCICE **HABITUDES**

GESTION DE POIDS **DÉPENDANCES**

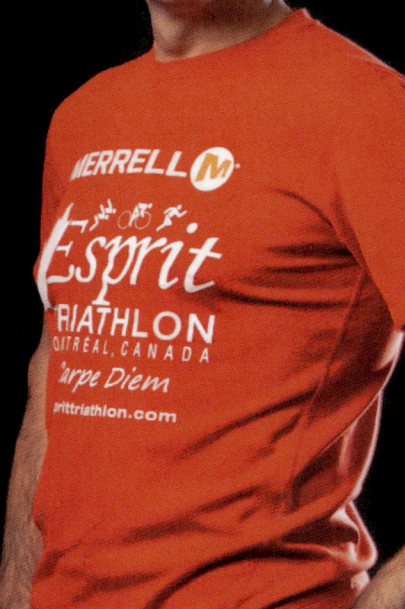

MIEUX-ÊTRE **MOTIVATION**

Photo : Oscar Antonio   www.OscarAntonioPhoto.com

QU'EST-CE QUE LES FORTIN MISSION SANTÉ?

Les Fortin, c'est deux frères qui aident les gens à retrouver la santé et le bonheur.

Pour nous, la santé est ce qu'il y a de plus important dans la vie, et nous croyons que la vraie santé ne s'arrête pas à notre physique ; nous devons aussi être bien mentalement et émotionnellement pour être réellement en santé.

Au cours des vingt dernières années, nous avons acquis tous les deux d'excellentes connaissances sur l'activité physique, la nutrition et l'accomplissement de soi. Durant cette période d'apprentissage, nous avons d'abord fait toutes sortes d'expériences et passé par des périodes difficiles, mais nous sommes aujourd'hui dans la meilleure santé de notre vie!

Après avoir analysé les mécanismes de notre succès, nous avons développé des méthodes et des outils qui permettent à n'importe qui d'adopter un mode de vie santé. Plusieurs personnes ont déjà profité de notre expérience pour réaliser leurs objectifs de santé, et notre impact ne cesse de grandir!

Étant deux frères, nous avons plusieurs valeurs communes, mais nous avons chacun notre personnalité et nous approchons parfois les choses différemment l'un de l'autre. Cette diversité est un grand avantage, car elle nous permet de créer des programmes qui rejoignent une clientèle très diversifiée.

Nous espérons avoir la chance de vous faire profiter de notre expérience, car

NOTRE MISSION, C'EST VOTRE SANTÉ!

MATHIEU FORTIN et SYLVAIN FORTIN

Nom: _____

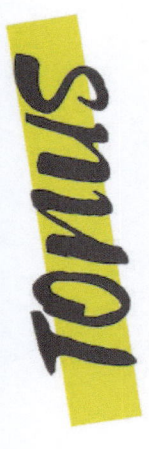

FICHE DE PROGRÈS (*Mensurations / Poids / Photos*)

TONUS
ENTRAÎNEMENTS
WWW.LESFORTIN.CA

Date de prise de données DÉBUT: _____

1- Cou ____ po/cm
2- Poitrine ____ po/cm
3- Biceps droit ____ po/cm; gauche ____ po/cm
4- Taille (haut. du nombril) ____ po/cm
5- Hanches/fesses (plus gros point) ____ po/cm
6- Cuisse droite ____ po/cm; gauche ____ po/cm
7- Mollet droit ____ po/cm; gauche ____ po/cm
Total des dimensions de 1-7: ____
8- Poids ____ Kg/lbs
9- Photos prises O/N

Autres données (facultatives)
- Fréquence cardiaque au repos ____ bpm
- Tension artérielle ____ / ____ mmHg
- % masse adipeuse ____ %MG
- Matière grasse ____ Kg/lbs
- Masse musculaire ____ Kg/lbs
- Comment je me sens: _____
- Autre: _____

Date de prise de données FIN: _____

1- Cou ____ po/cm
2- Poitrine ____ po/cm
3- Biceps droit ____ po/cm; gauche ____ po/cm
4- Taille (haut. du nombril) ____ po/cm
5- Hanches/fesses (plus gros point) ____ po/cm
6- Cuisse droite ____ po/cm; gauche ____ po/cm
7- Mollet droit ____ po/cm; gauche ____ po/cm
Total des dimensions de 1-7: ____
8- Poids ____ Kg/lbs
9- Photos prises O/N

Autres données (facultatives)
- Fréquence cardiaque au repos ____ bpm
- Tension artérielle ____ / ____ mmHg
- % masse adipeuse ____ %MG
- Matière grasse ____ Kg/lbs
- Masse musculaire ____ Kg/lbs
- Comment je me sens: _____
- Autre: _____

Différence
(DÉBUT moins FIN)

1- Cou ____ po/cm
2- Poitrine ____ po/cm
3- B.d. ____ po/cm; B.g. ____ po/cm
4- Taille ____ po/cm
5- Hanches/fesses ____ po/cm
6- C.d. ____ po/cm; C.g. ____ po/cm
7- M.d. ____ po/cm; M.g. ____ po/cm
Total des différences de 1-7: ____
8- Poids ____ Kg/lbs
9- Et puis? Ça paraît sur les photos?

Autres données
- F.C. au repos ____ bpm
- Tension artérielle ____ / ____ mmHg
- % masse adipeuse ____ %MG
- Matière grasse ____ Kg/lbs
- Masse musculaire ____ Kg/lbs
- Autre: _____
- Autre: _____

Notes:

TONUS

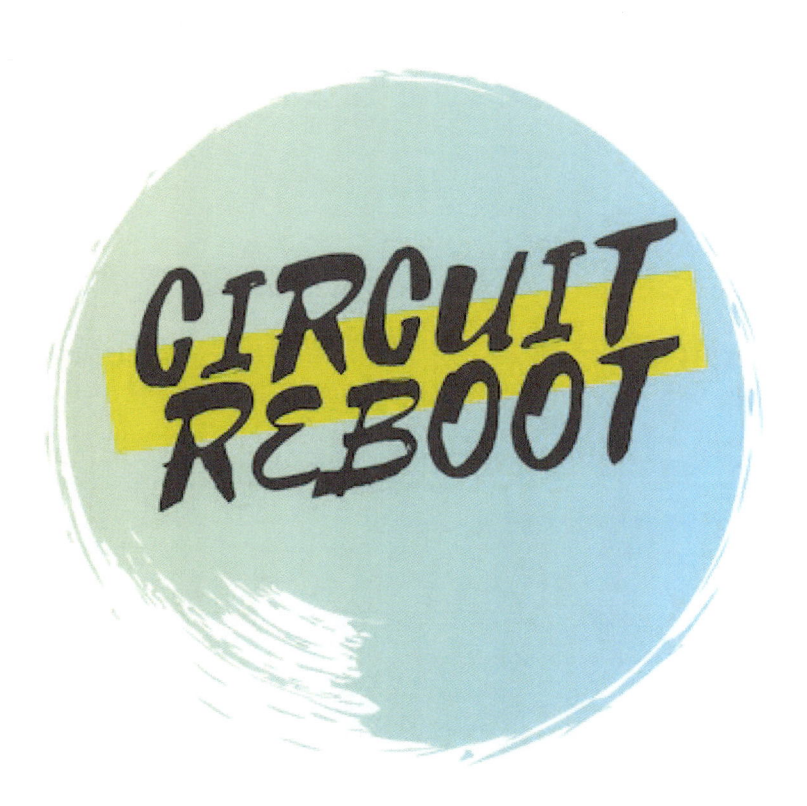

CIRCUIT REBOOT

PHASE 1
Semaines 1 à 4

Nom:

Date de début: **Date de fin:**

Phase I : ENTRAÎNEMENT - Circuit REBOOT

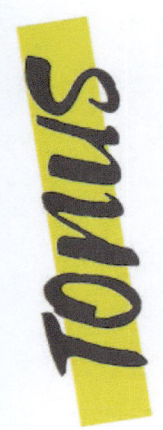

TORUS
ENTRAÎNEMENTS
WWW.LESFORTIN.CA

Selon mon horaire, je ferai mes entraînements les jours et heures suivants:
ex: Jour 1 : Lundi à 07h00
Jour 1 : _____ à _ _ h _ _ ; Jour 2: _____ à _ _ h _ _ ; Jour 3 : _____ à _ _ h _ _

Vidéos préliminaires ☐ ☐ ☐

Semaine 1
Vidéo de la semaine ☐
Entraînement: 1☐ 2☐ 3☐
Élastique utilisé: ___ lbs ___ lbs ___ lbs

Semaine 2
Vidéo de la semaine ☐
Entraînement: 1☐ 2☐ 3☐
Élastique utilisé: ___ lbs ___ lbs ___ lbs

Semaine 3
Vidéo de la semaine ☐
Entraînement: 1☐ 2☐ 3☐
Élastique utilisé: ___ lbs ___ lbs ___ lbs

Semaine 4
Vidéo de la semaine ☐
Entraînement: 1☐ 2☐ 3☐
Élastique utilisé: ___ lbs ___ lbs ___ lbs

Notes:

RÉSUMÉ
SEMAINE 1

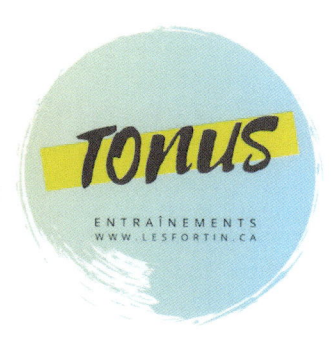

1- Choisir un élastique à résistance plutôt faible pour commencer;

2- Être bienveillant(e) envers soi;

3- Être à l'écoute de son corps;

4- Se concentrer sur la technique des exercices;

5- Avoir un bon "mindset" de réussite;

6- Instaurer l'habitude de s'entraîner;

7- Rester à l'écoute de notre voix positive; et

8- Dire à la mauvaise voix: "ChouChou, ChouChou" :-)

Commencer du bon pied!!

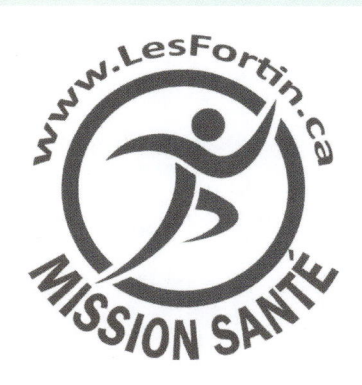

Circuit Reboot

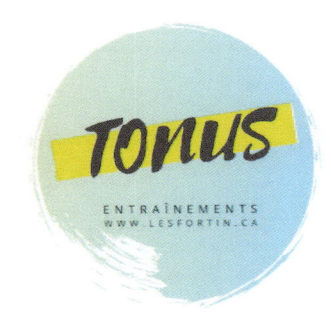

Durée: 30 minutes

3 Circuits de 3 exercices
2 Séries par circuit (2x chaque circuit)
1 Gros lot d'entraînement efficace!

Circuit A

Série 1	Série 2 (même que série 1)
20x Rameur - Dos (Row)	20x Rameur - Dos (Row)
20x Grand dorsal (Lat push-down)	20x Grand dorsal (Lat push-down)
20x Squat - Jambes	20x Squat - Jambes

Circuit B

Série 1	Série 2 (même que série 1)
20x Flexion des Biceps (Bicep curl)	20x Flexion des Biceps (Bicep curl)
20x Extension Triceps (Ovehead T.E.)	20x Extension Triceps (Ovehead T.E.)
20x Flexion des Mollets	20x Flexion des Mollets

Circuit C

Série 1	Série 2 (même que série 1)
20x Flys-Pectoraux (Chest flys)	20x Flys-Pectoraux (Chest flys)
20x Rotation du tronc - Abdominaux	20x Rotation du tronc - Abdominaux
20x Fentes - Jambes (Lunges)	20x Fentes - Jambes (Lunges)

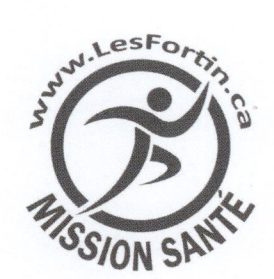

Tu ne peux pas échouer si tu ne t'arrêtes pas!
Continue d'avancer, un jour à la fois :-)

Circuit Reboot

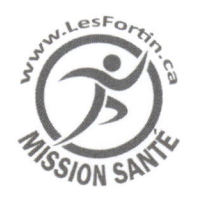

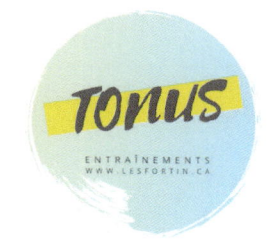

Circuit A

Rameur - Dos (Row) — Début / Fin

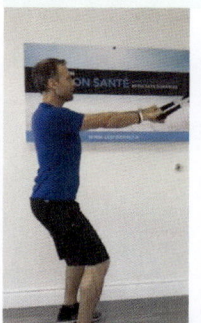

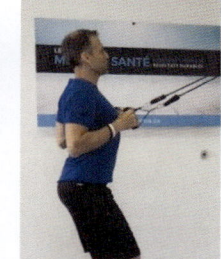

Grand dorsal (Lat push-down) — Début / Fin

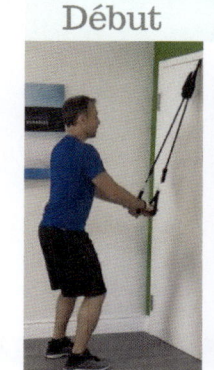

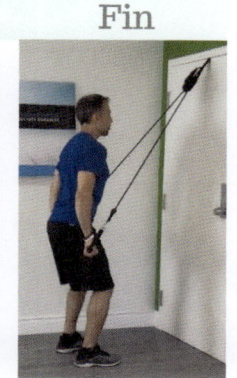

Squat - Jambes — Début / Fin

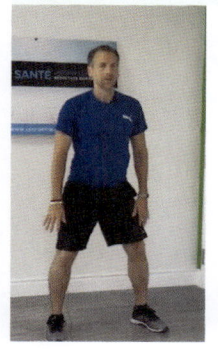

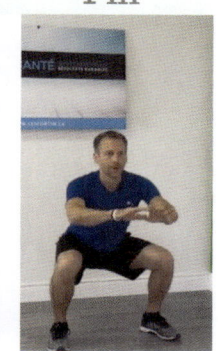

Circuit B

Flexion des Biceps (Bicep curl) — Début / Fin

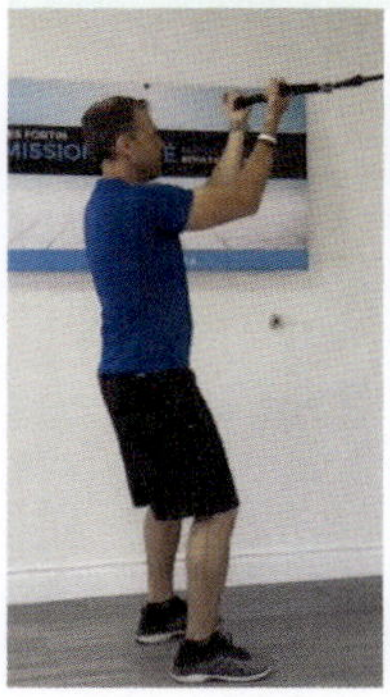

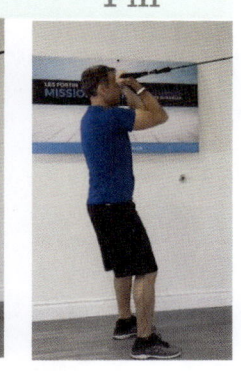

Extension Triceps (Ovehead T.E.) — Début / Fin

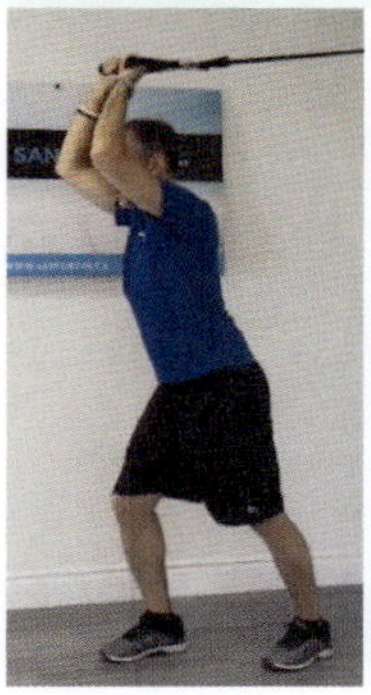

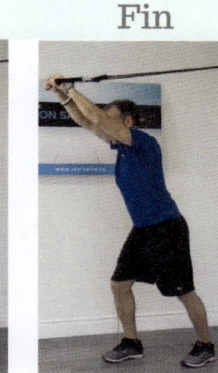

Flexion des Mollets — Début / Fin

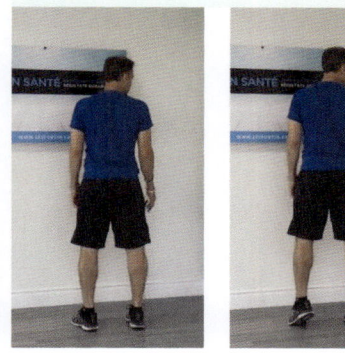

Circuit C

Flys-Pectoraux (Chest flys) — Début / Fin

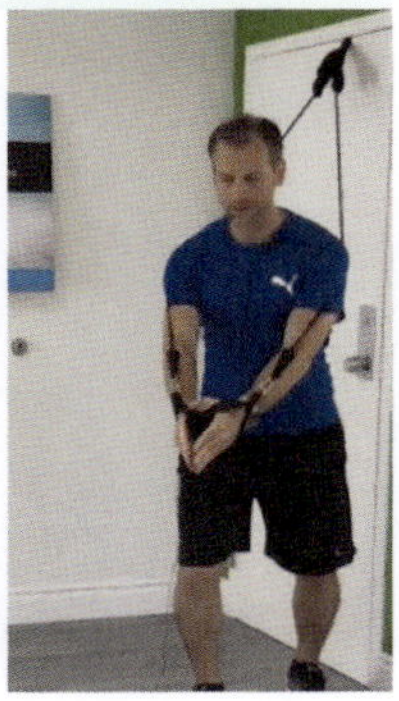

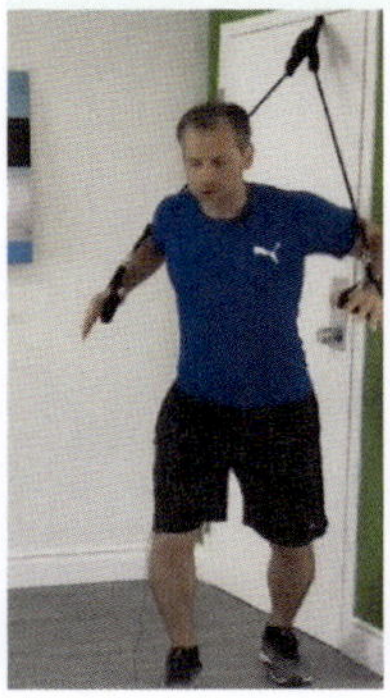

Rotation du tronc - Abdominaux — Début / Fin

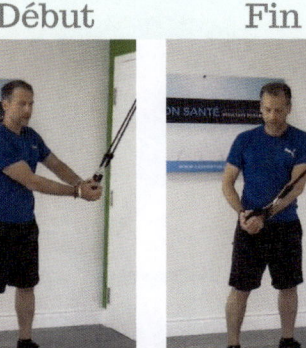

Fentes - Jambes (Lunges) — Début / Fin

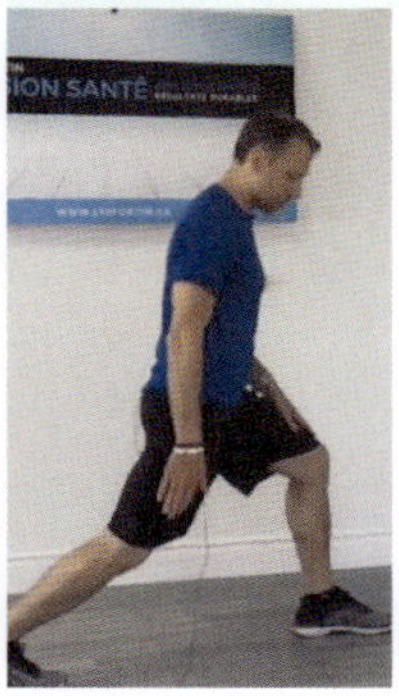

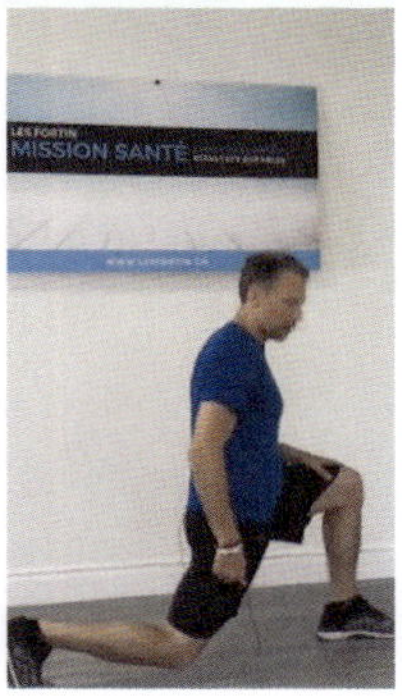

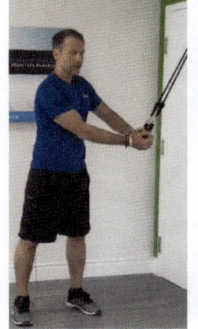

Mes notes

Calendrier de suivi (optionnel)

Calendrier de suivi de vos activités et "actions" santé. ex: notez vos entraînements Tonus, vos marches, (et autres activités physiques) en plus de vos actions santé (par rapport à l'alimentation, développement personnel, etc.).

SEMAINE 1 : DU __ __ AU __ __ 20 __
                    JOUR   JOUR MOIS   ANNÉE

SEMAINE 2 : DU __ __ AU __ __ 20 __
                    JOUR   JOUR MOIS   ANNÉE

SEMAINE 3 : DU __ __ AU __ __ 20 __
                    JOUR   JOUR MOIS   ANNÉE

SEMAINE 4 : DU __ __ AU __ __ 20 __
                    JOUR   JOUR MOIS   ANNÉE

	L	M	M	J	V	S	D
1							
2							
3							
4							

RÉSUMÉ SEMAINE 2

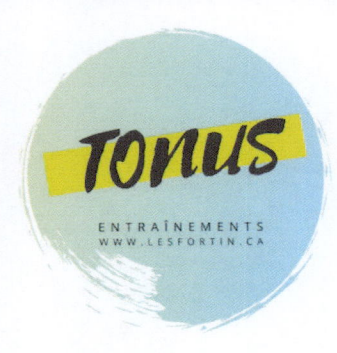

1- Pourquoi 12 fois le même entraînement?
   "Pour donner la chance aux muscles de s'adapter et de s'améliorer"

2- Efficacité = entraînements moins longs avec résultats supérieurs

3- Augmentez légèrement votre apport en aliments protéinés

4- Priorisez les aliments naturels aux aliments transformés

5- Mot d'ordre de la semaine: CONSTANCE
   - Inscrivez dans votre calendrier vos entraînements à venir;
   - Utilisez vos fiches de suivi;
   - Parlez de votre aventure! Soyez-en fier/fière!!

6- Imprimez vos documents de la semaine

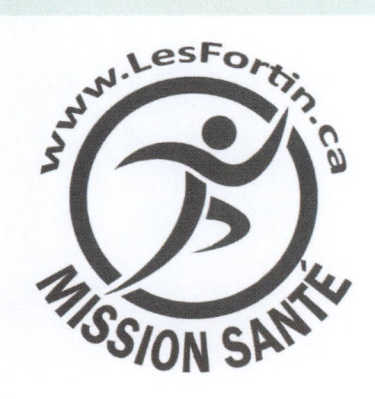

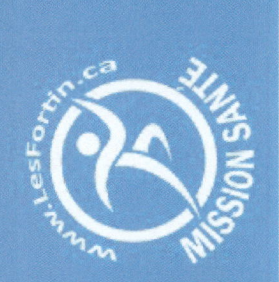

Alimentation QQ
Les Fortin Mission Santé

www.LesFortin.ca
MISSION SANTÉ

QUANTITÉ

- Connaître ses portions
- Surveiller : Calories liquides
- Petits repas...
- Surveiller : Les Extras (Sauces, beurre...)
- Attention aux restaurants!

QUALITÉ

- Aliments naturels (non transformés)
- Surveiller : Sucre, Sel, Gras
- Éviter les Fritures
- Beaucoup de fruits et légumes
- Variété

Trucs et Astuces

1- Boire suffisamment d'eau
2- Arrêter aux premiers signes de satiété
3- Prendre des plus petites assiettes
4- Observer ses comportements en société
5- Cuisiner maison à partir d'aliments naturels
6- Miser sur une épicerie de qualité (on mangera ce que l'on achète)
7- Bien mastiquer / prendre son temps (digestion optimale)
8- Avoir du plaisir en mangeant / déguster
9- Préparer ses "lunchs" à la maison
10- Bien organiser ses aliments (rangement)

LES FORTIN.ca
MISSION SANTÉ

ALIMENTS NATURELS - Liste pour faire votre épicerie

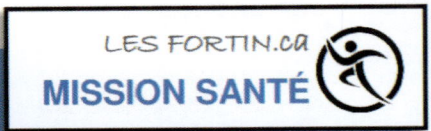

Pour avoir des résultats durables, débutez votre parcours alimentaire à partir de votre situation actuelle. À chaque épicerie, essayez d'incorporer 3 nouveaux aliments parmi ces listes. Vous réduirez inévitablement le nombre d'articles non naturels (transformés) d'une épicerie à l'autre.
Aliments naturel = 1 ingrédient, aucun ajout, ni modification de l'aliment
*Truc : Utilisez un surligneur pour identifier vos prochains achats

LÉGUMES ET RACINES

> Les légumes sont une excellente source de **vitamines**, de **minéraux**, de **fibre** et d'**eau**. Ils contiennent en **général très peu de calories**. À consommer le plus souvent possible. En variant les couleurs, on varie les nutriments.

Ail	Céleri rave	Citrouille	Fenouil	Petit pois
Artichaut	Chou	Concombre	Gingembre	Poireau
Asperge	Chou de Bruxelles	Courges	Haricot	Pois mange-tout
Aubergine	Chou frisé (Kale)	Courgettes	Laitue	Poivron
Betterave	Chou rouge	Cresson	Maïs	Pomme de terre
Brocoli	Chou-chinois	Curcuma	Navet	Radis
Carotte	Chou-fleur	Endive	Oignon	
Céleri	Chou-rave	Épinard	Panais	

FRUITS (frais et séchés sans ajouts)

> Les fruits sont une excellente source de **vitamines**, de **minéraux**, de **fibre** et d'**eau**. Ils contiennent plus de **sucre** que les légumes, donc les consommer de façon un peu plus modéré et **accompagnés des protéines** de préférence.

Abricot	Clémentine	Groseille	Melon	Pêche
Ananas	Datte	Kaki	Mûre	Poire
Avocat	Figue	Kiwi	Nectarine	Pomme
Banane	Fraise	Kumquat	Orange	Prune
Bleuet	Framboise	Litchi	Pamplemousse	Raisin
Cerise	Fruit de la passion	Mandarine	Papaye	Tomate
Citron	Grenade	Mangue	Pastèque (melon d'eau)	

Si on est vraiment ce que l'on mange : soyons sain, riche, vrai et divin en mangeant naturel ☺

LES FORTIN.ca
MISSION SANTÉ

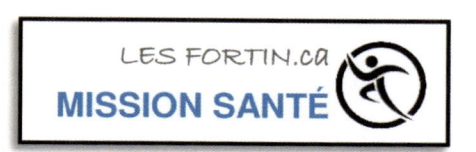

PROTÉINES (viandes, produits laitiers, poissons, noix, légumineuses et autres)

> Les protéines sont utiles pour la réparation des tissus comme les muscles, les os, les cheveux (entre autres fonction essentielles : Hormones, enzymes, etc.). Ce sont les "briques" de notre corps. Il est important d'en consommer à chaque repas, car si nous en manquons, nous aurons toujours la sensation d'avoir faim!

Viandes
Bœuf
Canard
Dinde
Porc
Poulet

Légumineuses
Fèves
Haricots
Lentilles
Pois chiches
Tofu (Soja)

Poissons
Goberge
Hareng
Maquereau
Morue
Sardine
Saumon
Thon
Tilapia
Truite

Noix et graines
Amande
Arachide (légumineuse)
Beurre d'arachide
Beurre de noix
Cajou
Chia
Graines de citrouille
Noisette
Noix de Grenoble
Tournesol

Produits laitiers (légèrement transformés)
Fromage cottage
Fromage ferme
Kéfir
Lait
Yogourt

Autres
Œuf

Céréales

> Les céréales contiennent beaucoup d'énergie et des fibres. Il est important d'en consommer en portions modérés... C'est tellement facile de trop en manger.

Avoine
Blé
Couscous
Épeautre
Gruau nature (avoine)

Maïs
Millet
Orge
Quinoa
Risotto

Riz
Seigle
Sarrasin

Pensez Quantité et Qualité, l'approche QQ des Fortin ☺

RÉSUMÉ SEMAINE 3

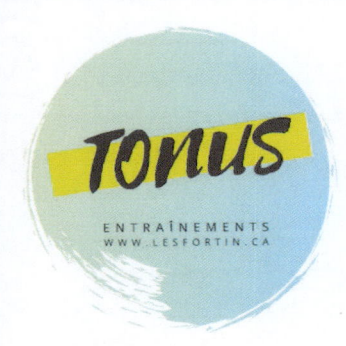

1- **Mot d'ordre cette semaine: PROGRESSION**

   Si ça se passe bien, on se lance un "petit défi" : On augmente de 10lbs

2- **Principes d'entraînement**

   - Minimiser risques de blessures;

   - Efficacité (pertinence);

   - Séquence logique / optimale:

      i) Gros muscles;

      ii) Exercices multi-articulaires;

      iii) Muscles de support (plus petits); et

      iv) Muscles du tronc.

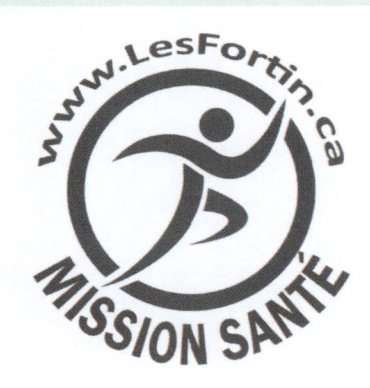

RÉSUMÉ
SEMAINE 4

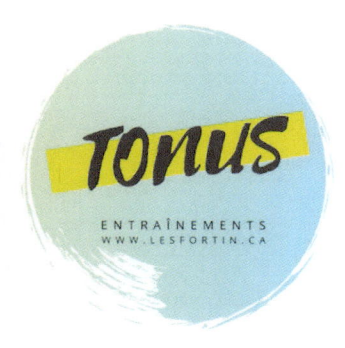

1- Rappel des mots d'ordre précédents:

Semaine 1 : Bienveillance, Semaine 2 : Constance, Semaine 3 : Progression

2- Cette semaine : PERSÉVÉRANCE

- Auto-discipline (c'est ce qui nous permet de réussir);

- Objectifs importants pour nous (basés sur nos désirs profonds);

- Obligations positives (puisque ce sont des obligations choisies); et

- Se faire confiance (ne pas se remettre en question constamment)

3- La persévérance mènera inévitablement à la création d'HABITUDES

4- La semaine prochaine, on passe à la Phase II

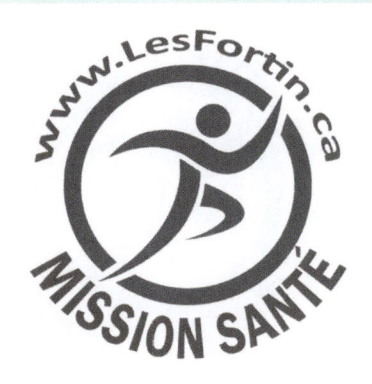

PROGRAMME 3A

Obtenez 50$ de rabais sur notre formation la plus complète!

COUPON: 3A50TONUS

Activité Physique

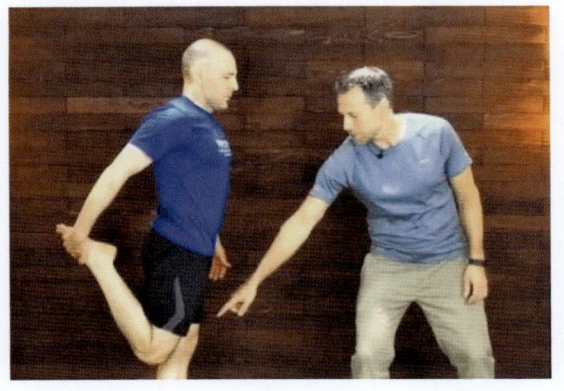

Alimentation

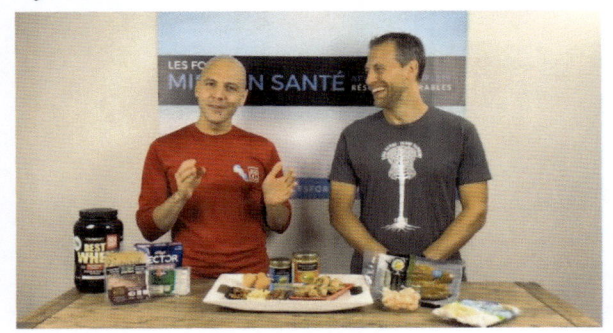

Accomplissement de soi

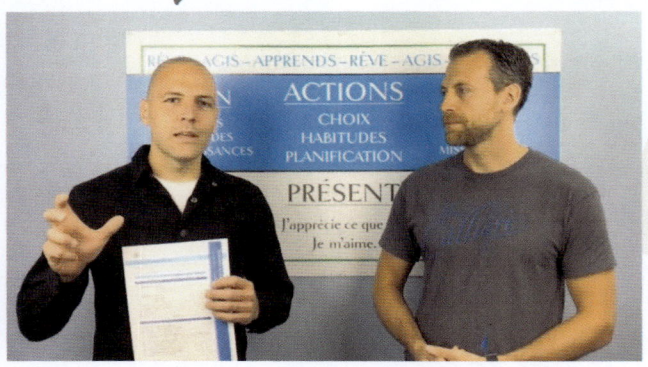

Disponible dans notre boutique dès maintenant!
www.lesfortin.ca

TONUS

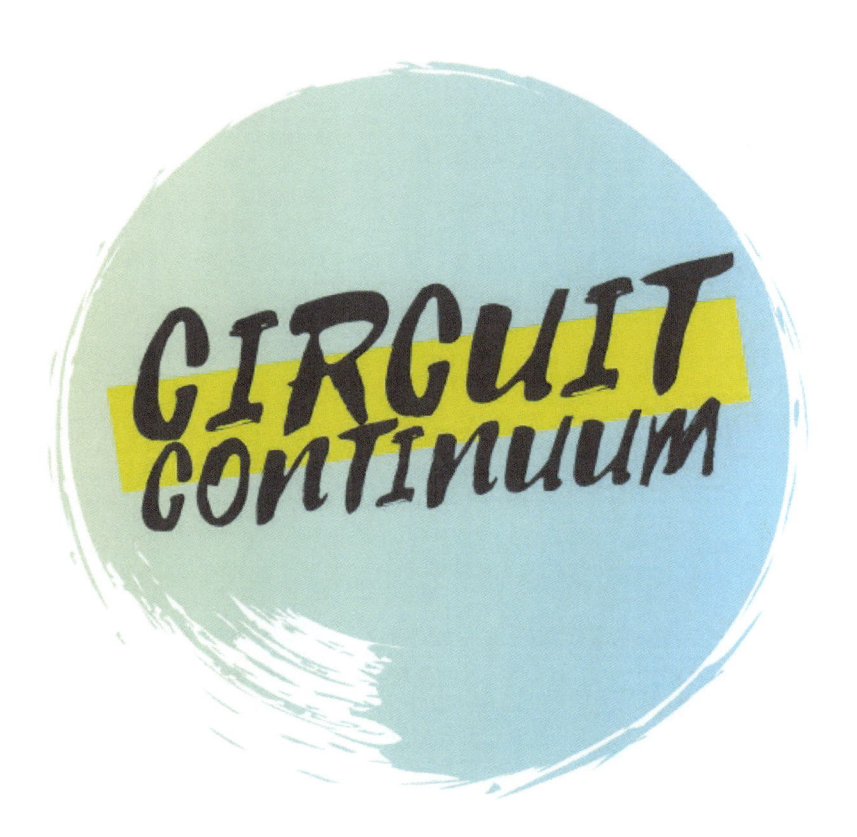

CIRCUIT CONTINUUM

PHASE 2

Semaines 5 à 8

Circuit Continuum

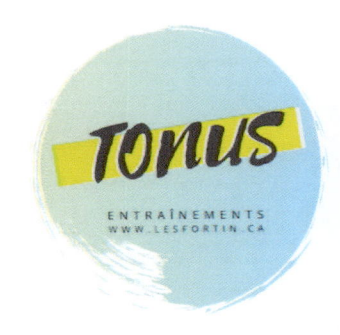

TONUS
ENTRAÎNEMENTS
www.LesFortin.ca

Durée: 30 minutes
3 Circuits de 3 exercices
2 Séries par circuit (2x chaque circuit)
1 Gros lot de plaisir!

Circuit A

Série 1	Série 2 (même que série 1)
20x Rameur - Dos (Row)	20x Rameur - Dos (Row)
20x Flexion de l'épaule (Front raise)	20x Flexion de l'épaule (Front raise)
20x Squat - une jambe et élastique	20x Squat - une jambe et élastique

Circuit B

Série 1	Série 2 (même que série 1)
20x Flexion des Biceps (Bicep curl)	20x Flexion des Biceps (Bicep curl)
20x Extension Triceps	20x Extension Triceps
20x Flexion des Mollets avec élastique	20x Flexion des Mollets avec élastique

Circuit C

Série 1	Série 2 (même que série 1)
20x Flys à un bras - Pectoraux	20x Flys à un bras - Pectoraux
20x Extension du tronc - Bas du Dos	20x Extension du tronc - Bas du Dos
20x Fentes - Jambes avec elast. (Lunges)	20x Fentes - Jambes avec elast. (Lunges)

www.LesFortin.ca
MISSION SANTÉ

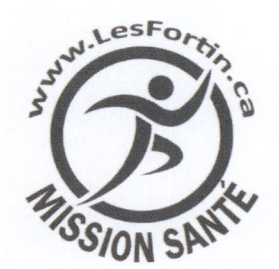

En finissant cette phase, tu auras réussi à instaurer une nouvelle habitude santé dans ta vie! Continue! De belles choses t'attendent :-)

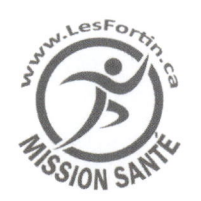

Circuit Continuum

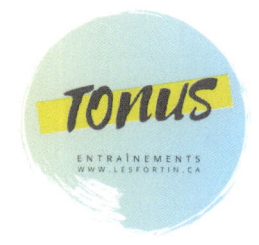

Circuit A

Rameur - Dos (Row) — Début / Fin

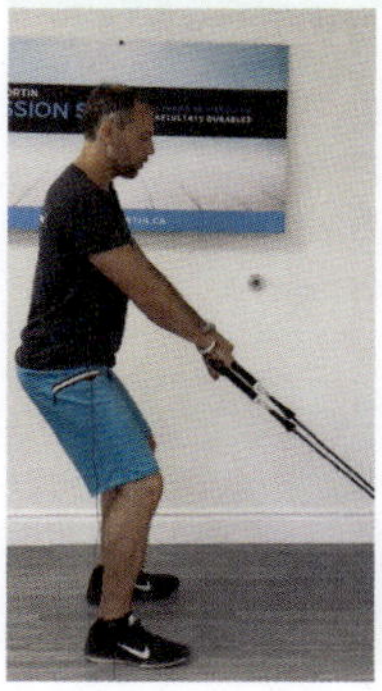

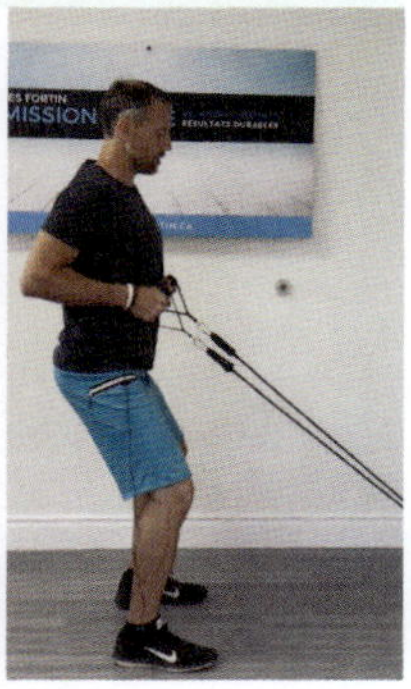

Flexion de l'épaule (Front raise) — Début / Fin

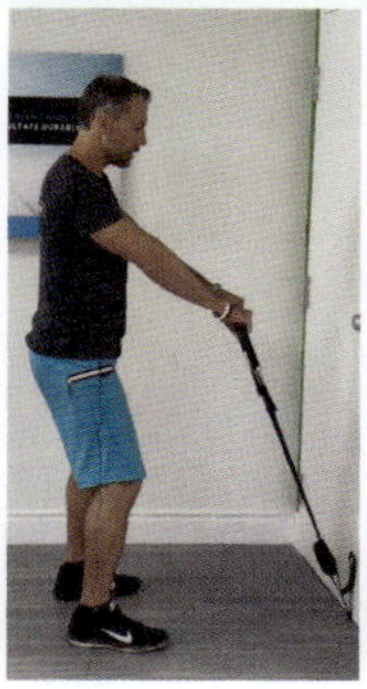

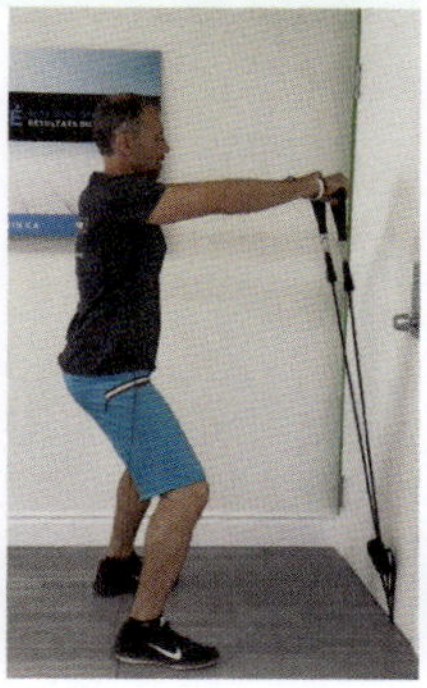

Squat - une jambe et élastique — Début / Fin

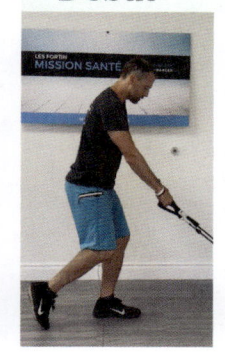

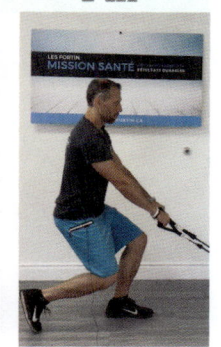

Circuit B

Flexion des Biceps (Bicep curl) — Début / Fin

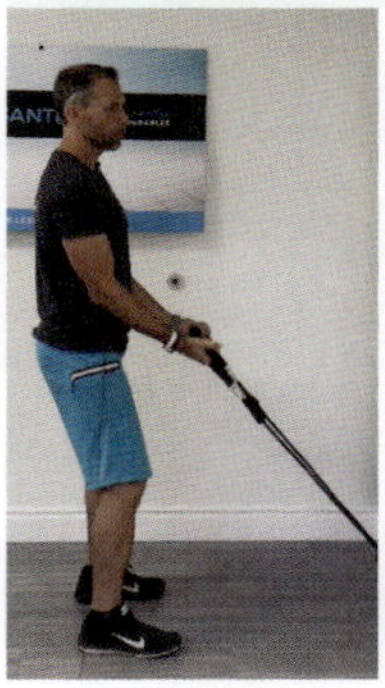

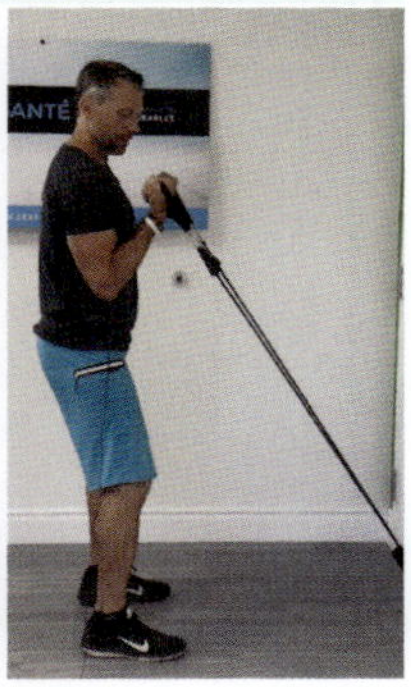

Extension Triceps — Début / Fin

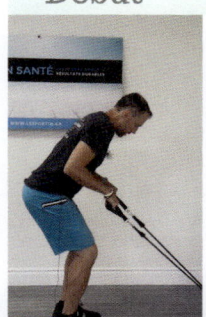

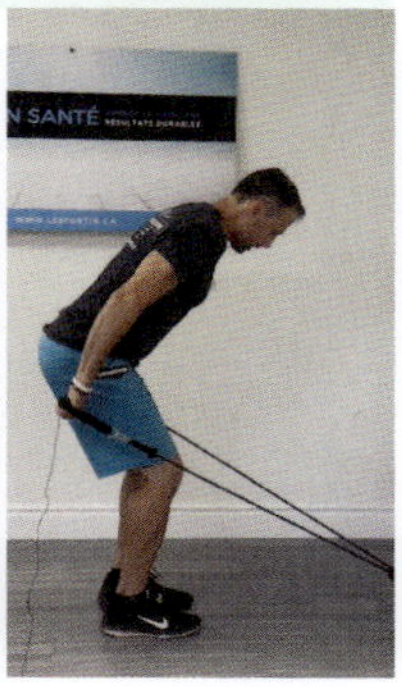

Flexion des Mollets avec élastique — Début / Fin

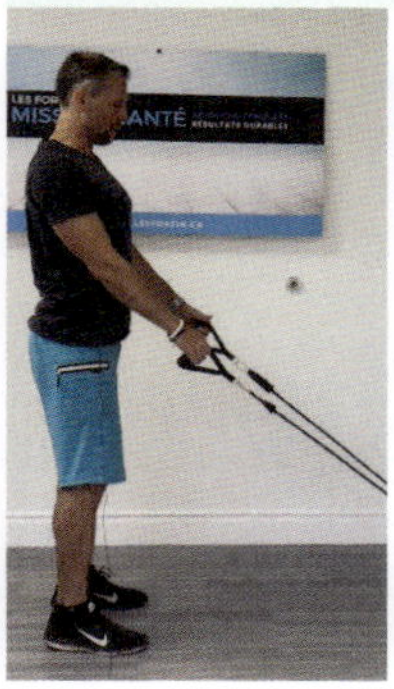

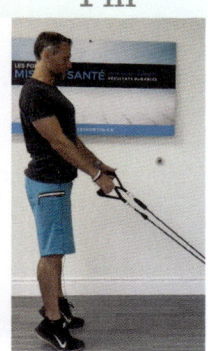

Circuit C

Flys à un bras - Pectoraux — Début / Fin

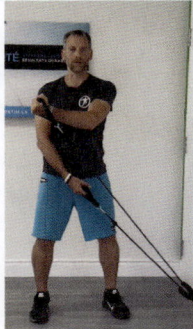

Extension du tronc - Bas du Dos — Début / Fin

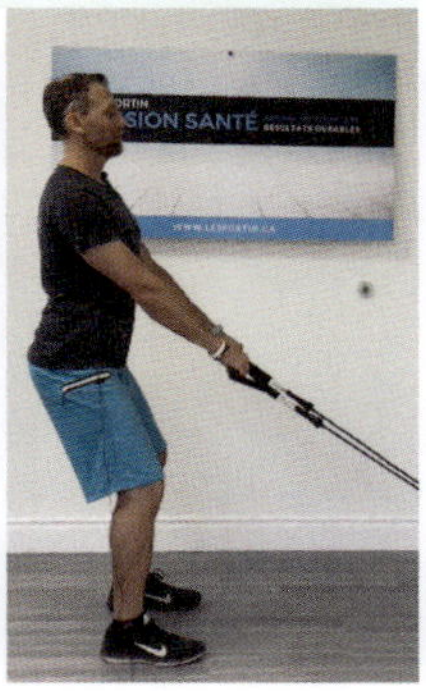

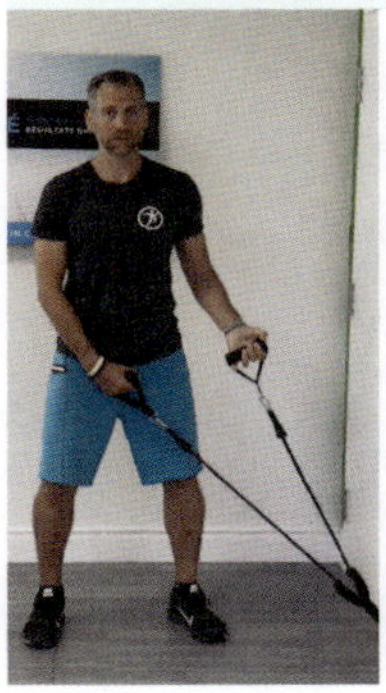

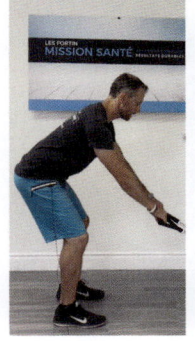

Jambes avec elast. (Lunges) — Début / Fin

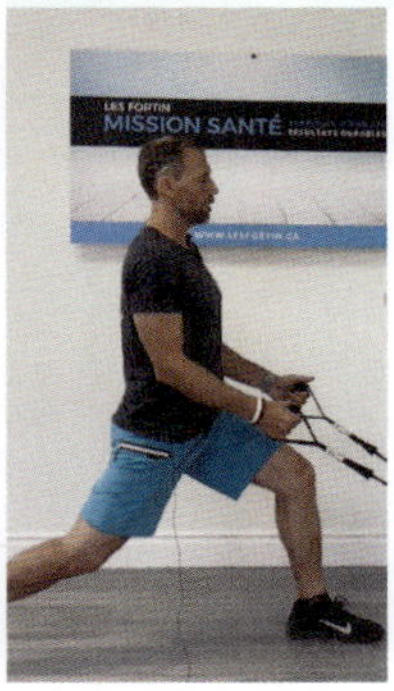

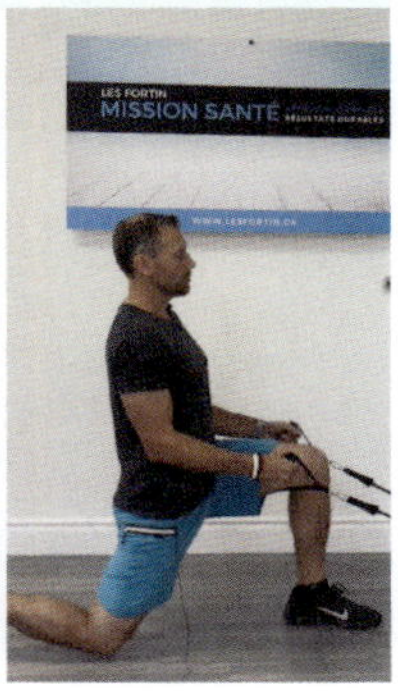

Mes notes

Nom: _____

Date de début: _____ **Date de fin:** _____

Phase II : ENTRAÎNEMENT - Circuit CONTINUUM

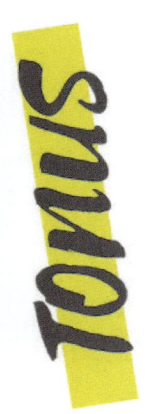

tonus
ENTRAÎNEMENTS
WWW.LESFORTIN.CA

Selon mon horaire, je ferai mes entraînements les jours et heures suivants:
ex: Jour 1 : Lundi à 07h00

Jour 1 : _____ à __h__ ; Jour 2 : _____ à __h__ ; Jour 3 : _____ à __h__

Semaine 5
- Vidéo de la semaine ☐
- Entraînement: 1☐ 2☐ 3☐
- Élastique utilisé: ___ lbs ___ lbs ___ lbs

Semaine 6
- Vidéo de la semaine ☐
- Entraînement: 1☐ 2☐ 3☐
- Élastique utilisé: ___ lbs ___ lbs ___ lbs

Semaine 7
- Vidéo de la semaine ☐
- Entraînement: 1☐ 2☐ 3☐
- Élastique utilisé: ___ lbs ___ lbs ___ lbs

Semaine 8
- Vidéo de la semaine ☐
- Entraînement: 1☐ 2☐ 3☐
- Élastique utilisé: ___ lbs ___ lbs ___ lbs

Notes:

Calendrier de suivi (optionnel)

Calendrier de suivi de vos activités et "actions" santé. ex: notez vos entraînements Tonus, vos marches, (et autres activités physiques) en plus de vos actions santé (par rapport à l'alimentation, développement personnel, etc.).

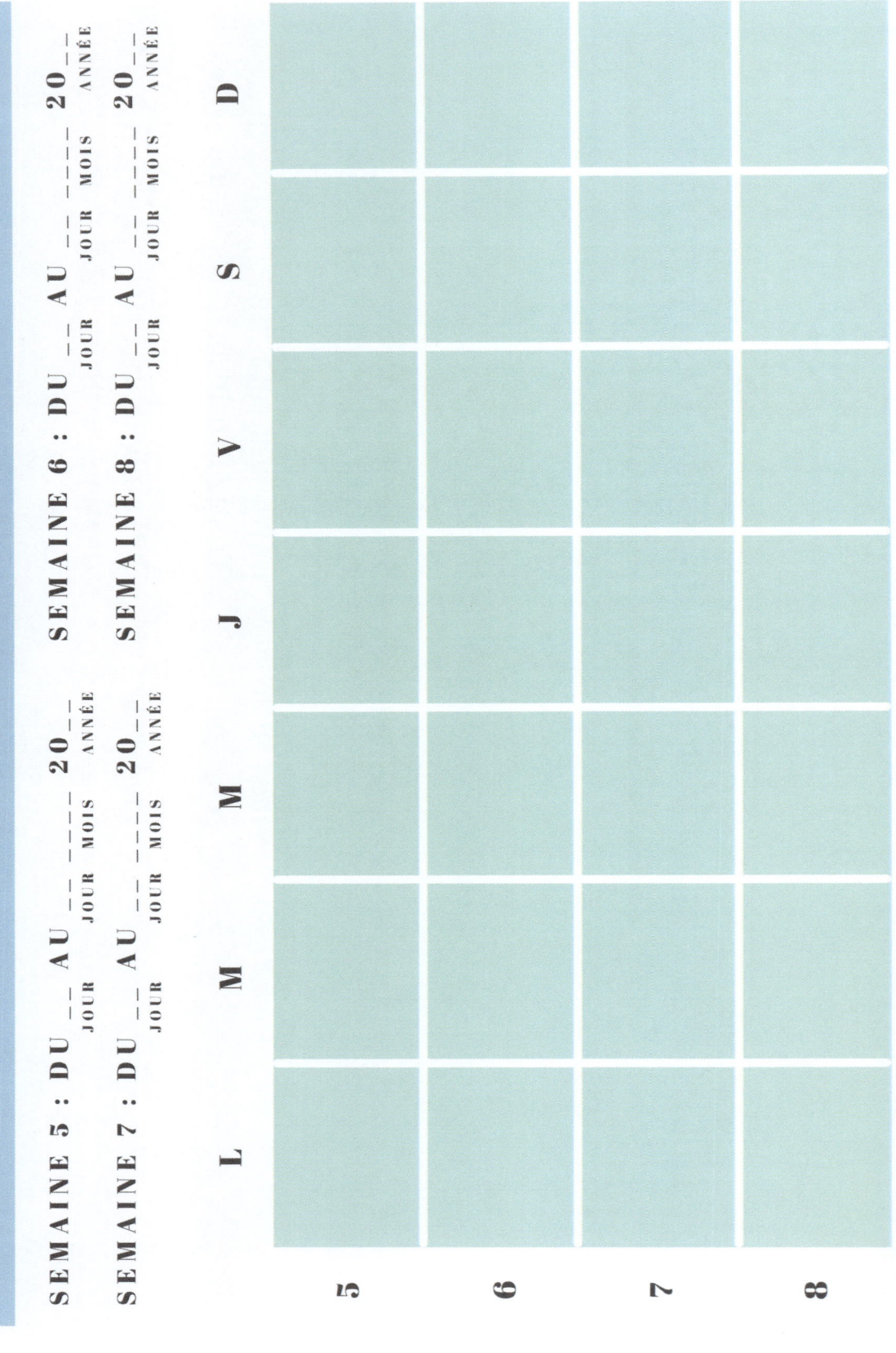

SEMAINE 5 : DU __ AU __ 20__
　　　　　　　　JOUR　　JOUR MOIS　　ANNÉE

SEMAINE 6 : DU __ AU __ 20__
　　　　　　　　JOUR　　JOUR MOIS　　ANNÉE

SEMAINE 7 : DU __ AU __ 20__
　　　　　　　　JOUR　　JOUR MOIS　　ANNÉE

SEMAINE 8 : DU __ AU __ 20__
　　　　　　　　JOUR　　JOUR MOIS　　ANNÉE

	L	M	M	J	V	S	D
5							
6							
7							
8							

RÉSUMÉ SEMAINE 5

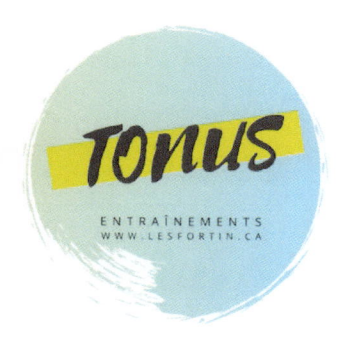

1- Mot d'ordre cette semaine: RÉCUPÉRATION;

2- Récupération entre les entraînements TONUS (1 jour c'est suffisant);

3- Rappelez-vous l'importance du SOMMEIL:

   i) Perte de poids et maintien d'une bonne santé:

   - Régulation des hormones (Leptine vs Ghréline)

   La Leptine gère la satiété et la Ghréline nous dit qu'on a faim "ggrrr"

   ii) Entraînement : Le sommeil aura un impact sur :

   - La régénération des tissus et cellules, l'adaptation de nos muscles, l'énergie disponible pour notre activité physique, etc...

   iii) Lorsque l'on est fatigué, on a moins de volonté et de motivatio

   iv) Si on est mal reposé, notre cerveau nous enverra de fausses alertes, car il recherche de l'énergie (gras, sucre), mais en réalité il a juste besoin de repos!

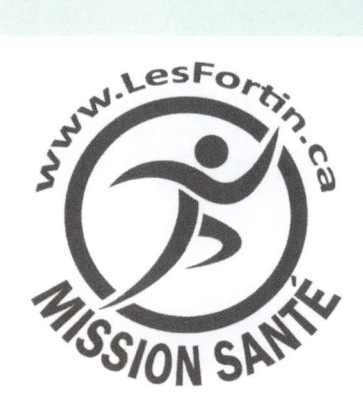

RÉSUMÉ SEMAINE 6

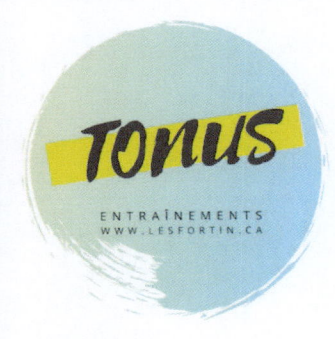

1- ANATOMIE DU MUSCLE

i) **Os:** Un muscle est toujours attaché à un minimum de deux os.*

ii) **Tendon:** L'extrémité du muscle est un tendon. Ce tendon est attaché à l'os.

iii) **Muscle:** Le muscle est composé de plusieurs éléments, dont:

- **Fascia:** Tissu qui aide à tenir les muscles et fibres musculaires en place.

- **Fibres musculaires:** Cellules capables de se contracter en "utilisant de l'énergie pour exercer une force" (+/- gros comme un cheveu).

- **Myofibrille:** Élément contractile du muscle (1/100 d'un cheveu)

- **Actine et myosine:** Protéines qui agissent ensemble afin de rendre possible la contraction musculaire.

2- CONTRACTION MUSCULAIRE

i) Muscle contracté = Muscle plus dur et court

ii) Muscle non contracté = Muscle plus long (étiré)

*Muscles squelettiques en général
Note: Certains termes ont été généralisés afin de simplifier la vulgarisation de concepts plus complexes.
** La feuille contenant les images peut être téléchargée à même la formation TONUS.

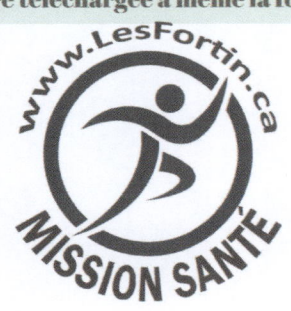

RÉSUMÉ SEMAINE 7

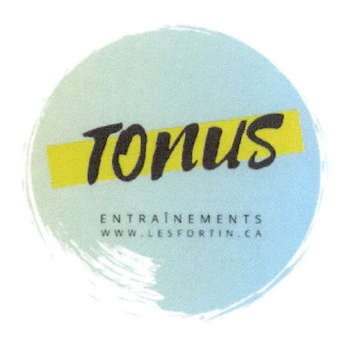

1- Types de contractions

i) **CONCENTRIQUE:** Contraction active du muscle dans la direction de son action principale (contraction dite positive). Le muscle se raccourcit.

ii) **EXCENTRIQUE:** Contraction en résistance dans la direction opposée de l'action principale du muscle (contraction dite négative). Le muscle s'allonge.

iii) **ISOMÉTRIQUE:** Contraction pendant laquelle le muscle est immobile, mais sous tension. Le muscle conserve une longueur fixe.

iv) **PLIOMÉTRIQUE:** Contraction de puissance. Le muscle se contracte rapidement en concentrique pour ensuite revenir avec une contraction excentrique qui "absorbe" le retour.

Ex: Faire un saut sur place. Le saut sollicite des muscles en puissance pour sauter (concentrique) et les muscles absorbent le retour au sol en excentrique.

2- ALIMENTATION:

i) Essayez de réduire votre consommation en sucre:
- Il y a du sucre ajouté dans la plupart des aliments transformés;
- Le sucre agit comme une récompense pour le cerveau (addictif);
- Le microbiote (flore intestinale) = "2e cerveau", il s'agit de l'ensemble des microorganismes présents dans nos intestins. Le microbiote varie selon l'alimentation de l'individu.

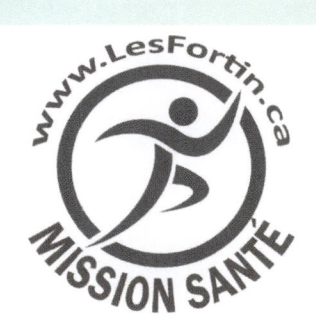

RÉSUMÉ SEMAINE 8

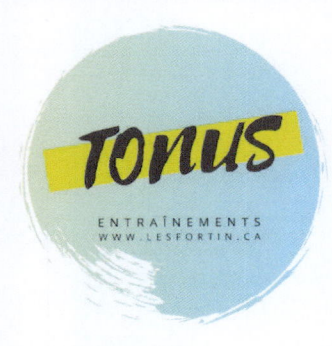

1- Types de FORCES

i) **GÉNÉRALE:** Force utilisée lors de contractions avec une charge confortable pour le muscle (capable de soulever la charge de 9 à 25 fois)

ii) **MAXIMALE:** Force utilisée lorsque la charge sur le muscle est maximale. Le muscle ne pourrait pas lever une charge supérieure (1 répétition maximale ou 2-8 répétitions sous-maximales)

iii) **EXPLOSIVE (puissance):** Force exercée lors de contractions pliométriques. Mouvements explosifs avec une charge.

2- Différents aspects des entraînements musculaires:

i) **MUSCULATION GÉNÉRALE:** Musculation en utilisant une force générale. Pour le conditionnement du muscle (tonification, prise de masse musculaire graduelle)

ii) **COORDINATION:** Plusieurs membres du corps bougent en même temps.

iii) **AGILITÉ:** Entraînement qui comprend de la vitesse et des mouvements pliométriques.

iv) **FONCTIONNEL:** Entraînement destiné à faciliter les tâches quotidiennes (monter les escaliers, apporter des sacs et boîtes, renforcer la posture, etc.)

v) **HYPERTROPHIE:** Entraînement destiné à augmenter la masse musculaire de façon significative (utilisation de force maximale et explosive).

C'est le temps de passer à la Phase 3!!

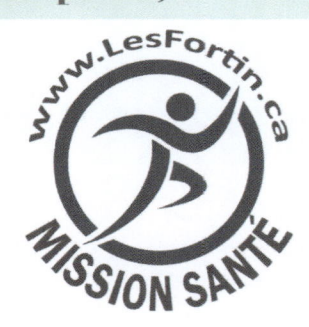

TONUS

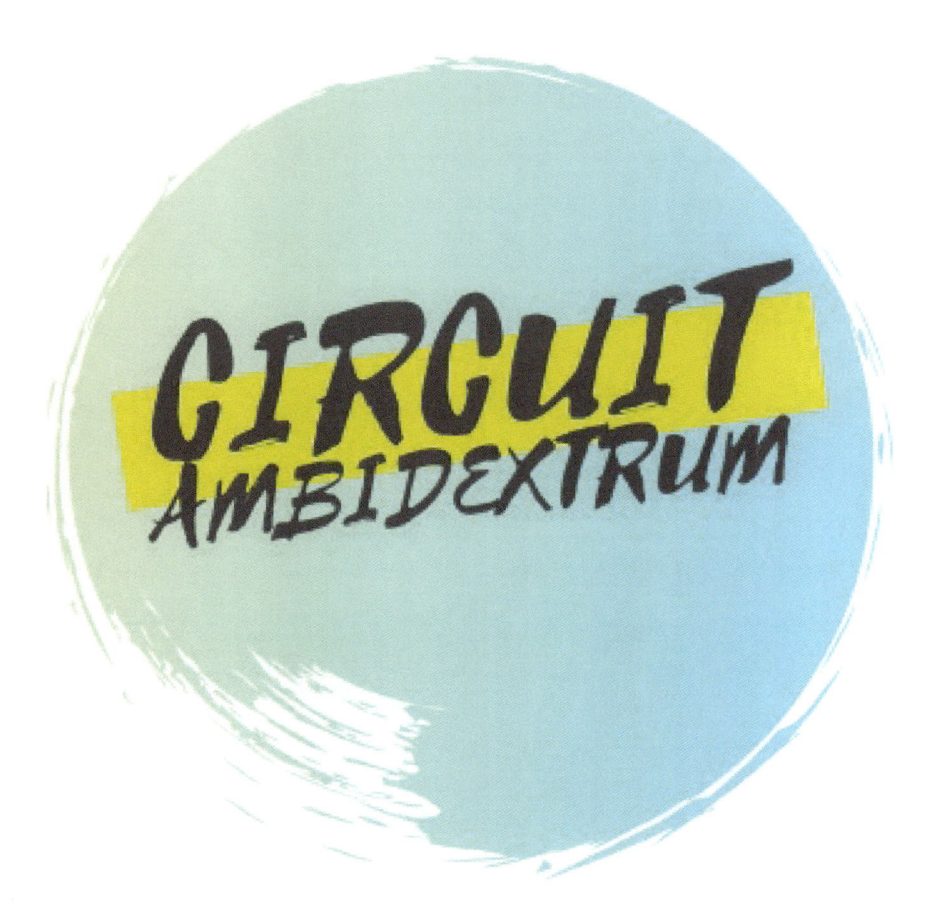

CIRCUIT AMBIDEXTRUM

PHASE 3
Semaines 9 à 12

Circuit Ambidextrum

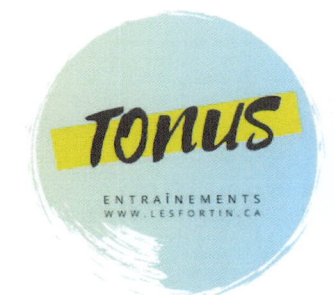

TONUS
ENTRAÎNEMENTS
WWW.LESFORTIN.CA

Durée: 30-40 minutes
2 Séries du Circuit A (5 exercices de jambes)
2 Séries du Circuit B (5 exercices haut de corps)
1 Entraînement le fun!!

Circuit A - Sangle à une CHEVILLE, ancrage au BAS de la porte

Série 1 (Jambe DROITE)	Série 2 (Jambe GAUCHE)
15x Jambe vers l'arrière	15x Jambe vers l'arrière
15x Jambe vers l'extérieur	15x Jambe vers l'extérieur
15x Jambe vers l'avant	15x Jambe vers l'avant
15x Jambe vers l'intérieur	15x Jambe vers l'intérieur
RECOMMENCER CETTE SÉRIE une 2e FOIS avant de faire la jambe gauche et la série de mollets	RECOMMENCER CETTE SÉRIE une 2e FOIS avant de faire la série de mollets
15 x Flexion des mollets (1x)	15 x Flexion des mollets (1x)

Circuit B - Poignée à une MAIN, ancrage au BAS de la porte

Série 1 (15x CHAQUE BRAS)	Série 2 (même que série 1)
15x Rameur - Dos (Row)	15x Rameur - Dos (Row)
15x Grand dorsal (Lat push-down)	15x Grand dorsal (Lat push-down)
15x Flexion des Biceps (Bicep curl)	15x Flexion des Biceps (Bicep curl)
15x Extension des Triceps	15x Extension des Triceps
15x Flys à un bras (Pectoraux)	15x Flys à un bras (Pectoraux)

www.LesFortin.ca — MISSION SANTÉ

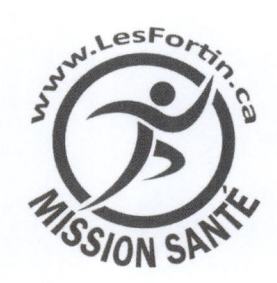

Cette phase t'aidera à travailler de façon différente, un côté à la fois. Ce genre d'entraînement apporte des bénéfices au niveau du cerveau, car les deux hémisphères doivent travailler ensemble et différemment qu'à l'habitude. C'est une bonne préparation pour la prochaine phase :-)

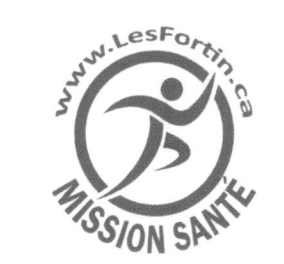

Circuit Ambidextrum

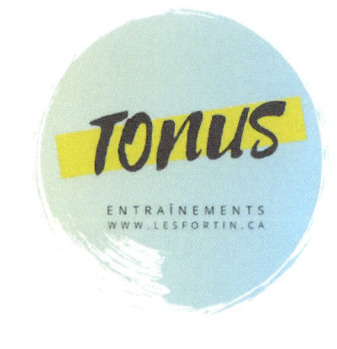

Circuit A
Faire deux séries avec chaque jambe et 2 séries de mollets (2 jambes)

- Jambe vers l'arrière — Début / Fin 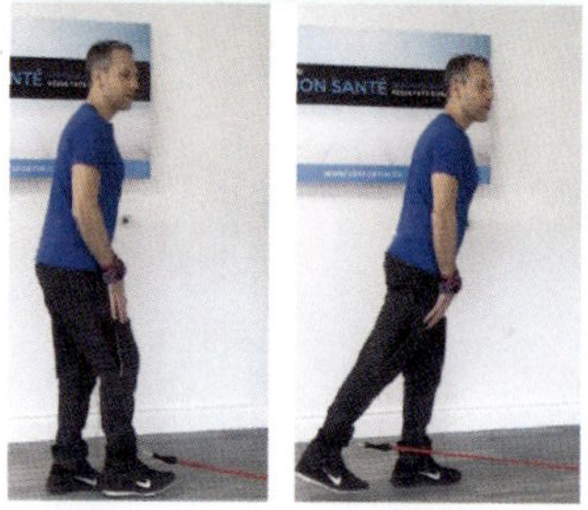
- Jambe vers l'extérieur — Début / Fin
- Jambe vers l'avant — Début / Fin 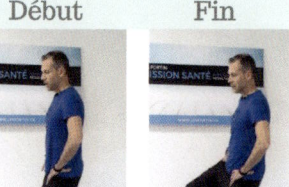 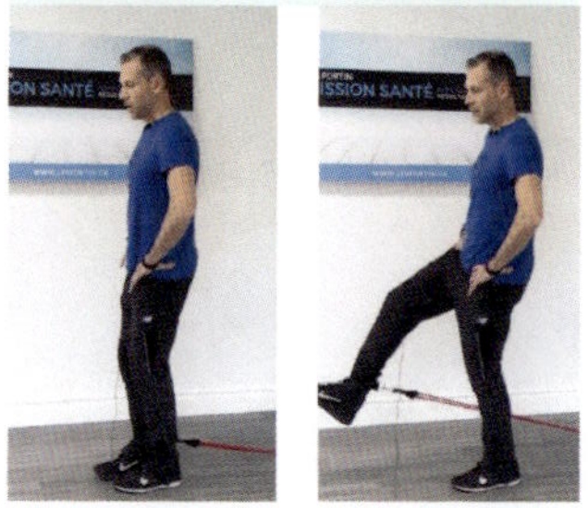
- Jambe vers l'intérieur — Début / Fin 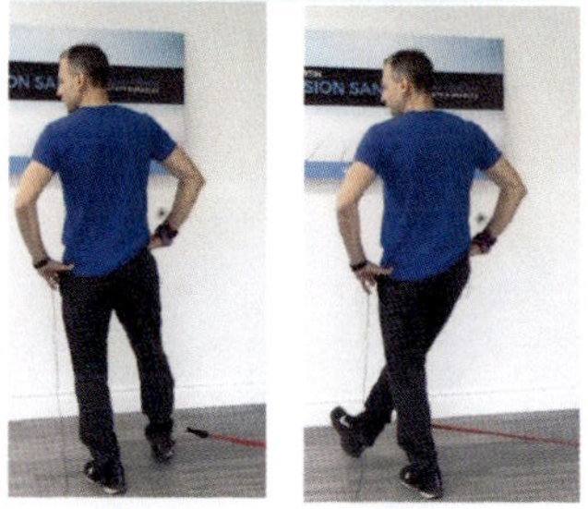
- Flexion des Mollets — Début / Fin

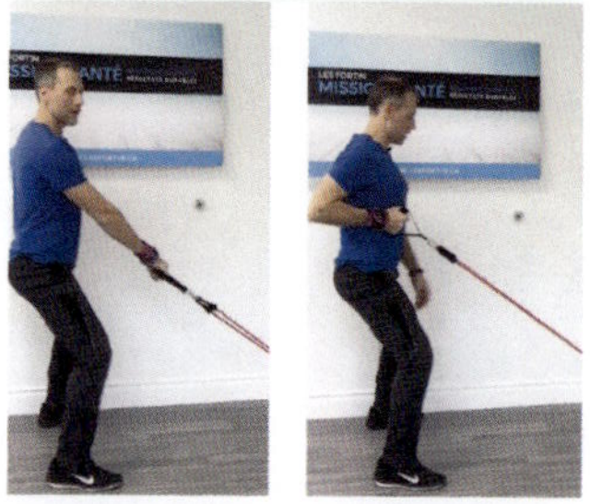

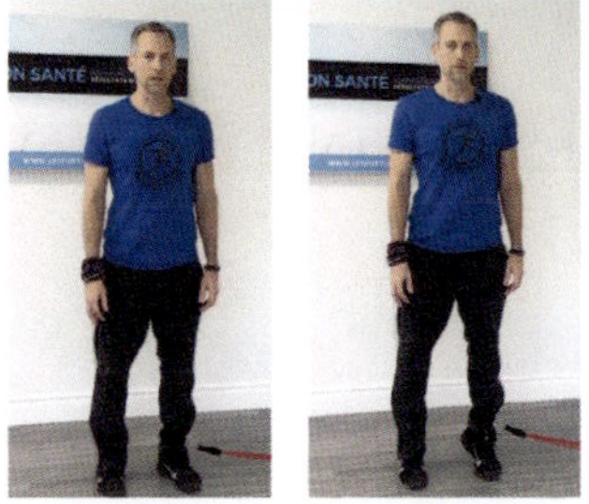

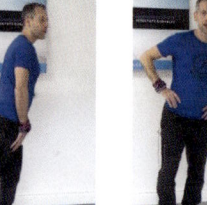

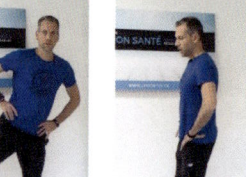

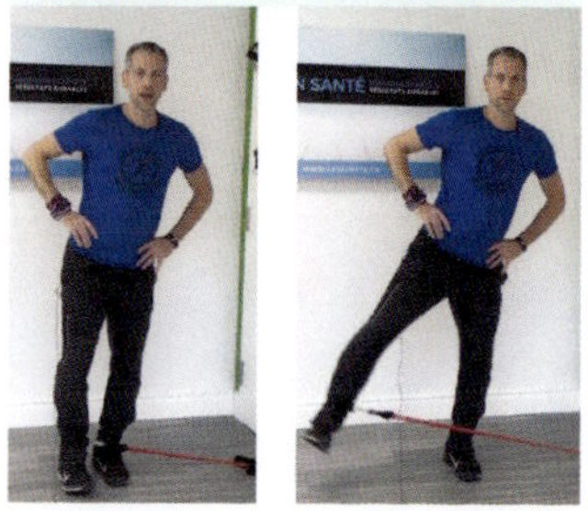

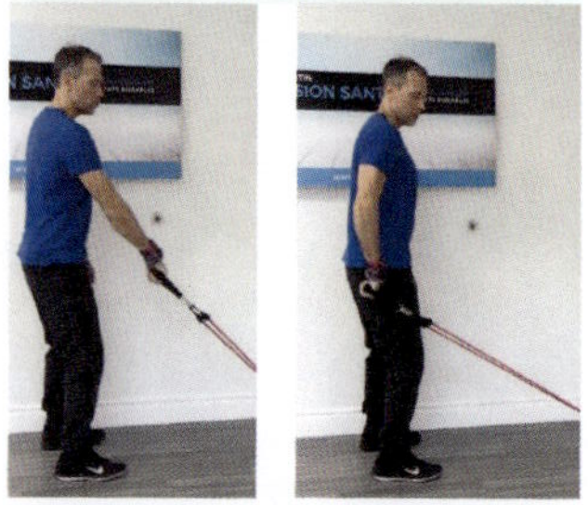

Circuit B
Faire deux séries avec chaque bras

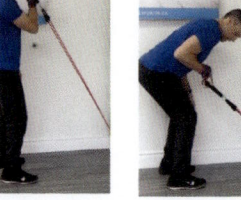

- Rameur - Dos (Row) — Début / Fin
- Grand dorsal (Lat push-down) — Début / Fin
- Flexion des Biceps (Bicep curl) — Début / Fin 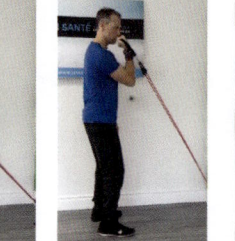 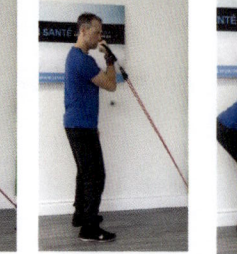 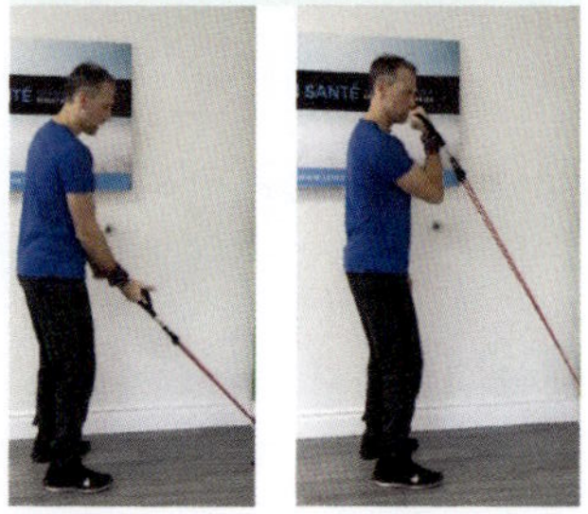
- Extension des Triceps — Début / Fin 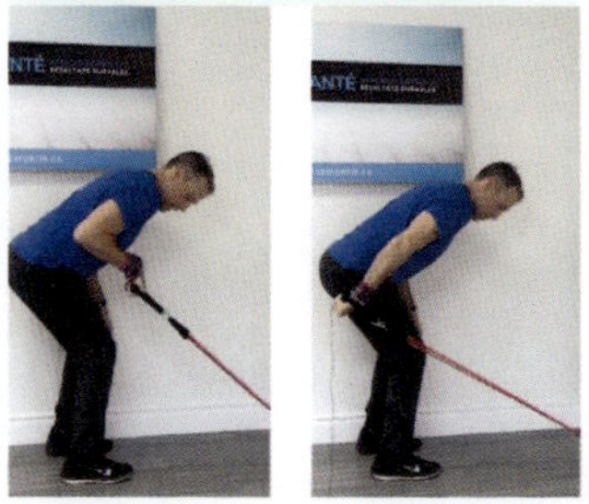
- Flys à un bras - Pectoraux — Début / Fin

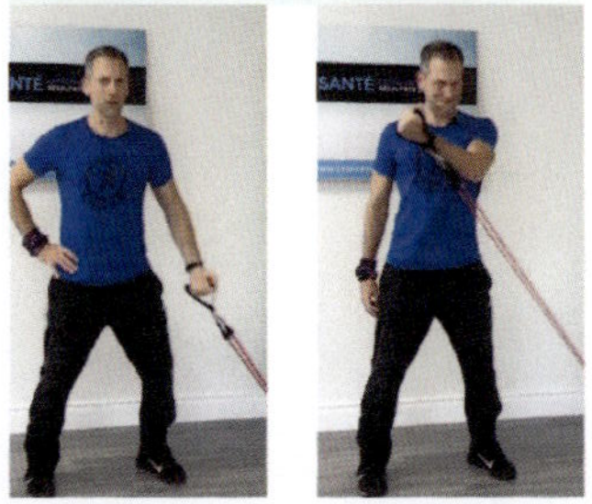

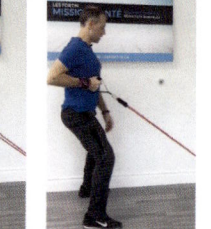

Mes notes

Nom: _____   **Date de début:** _____   **Date de fin:** _____

Phase III : ENTRAÎNEMENT
Circuit AMBIDEXTRUM

Selon mon horaire, je ferai mes entraînements les jours et heures suivants:
ex: Jour 1 : Lundi à 07h00

Jour 1 : _____ à __h__ ; Jour 2 : _____ à __h__ ; Jour 3 : _____ à __h__

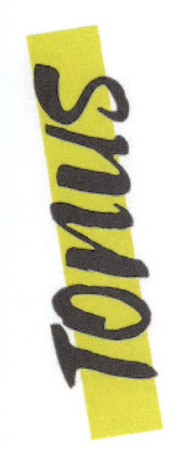

TOMUS
ENTRAÎNEMENTS
WWW.LESFORTIN.CA

Vidéos préliminaires ☐ ☐ ☐

Semaine 9
Vidéo de la semaine ☐
Entraînement: 1☐ 2☐ 3☐
Élastique utilisé: ___ lbs | ___ lbs | ___ lbs

Semaine 10
Vidéo de la semaine ☐
Entraînement: 1☐ 2☐ 3☐
Élastique utilisé: ___ lbs | ___ lbs | ___ lbs

Semaine 11
Vidéo de la semaine ☐
Entraînement: 1☐ 2☐ 3☐
Élastique utilisé: ___ lbs | ___ lbs | ___ lbs

Semaine 12
Vidéo de la semaine ☐
Entraînement: 1☐ 2☐ 3☐
Élastique utilisé: ___ lbs | ___ lbs | ___ lbs

Notes:

Calendrier de suivi (optionnel)

Calendrier de suivi de vos activités et "actions" santé. ex: notez vos entraînements Tonus, vos marches, (et autres activités physiques) en plus de vos actions santé (par rapport à l'alimentation, développement personnel, etc.).

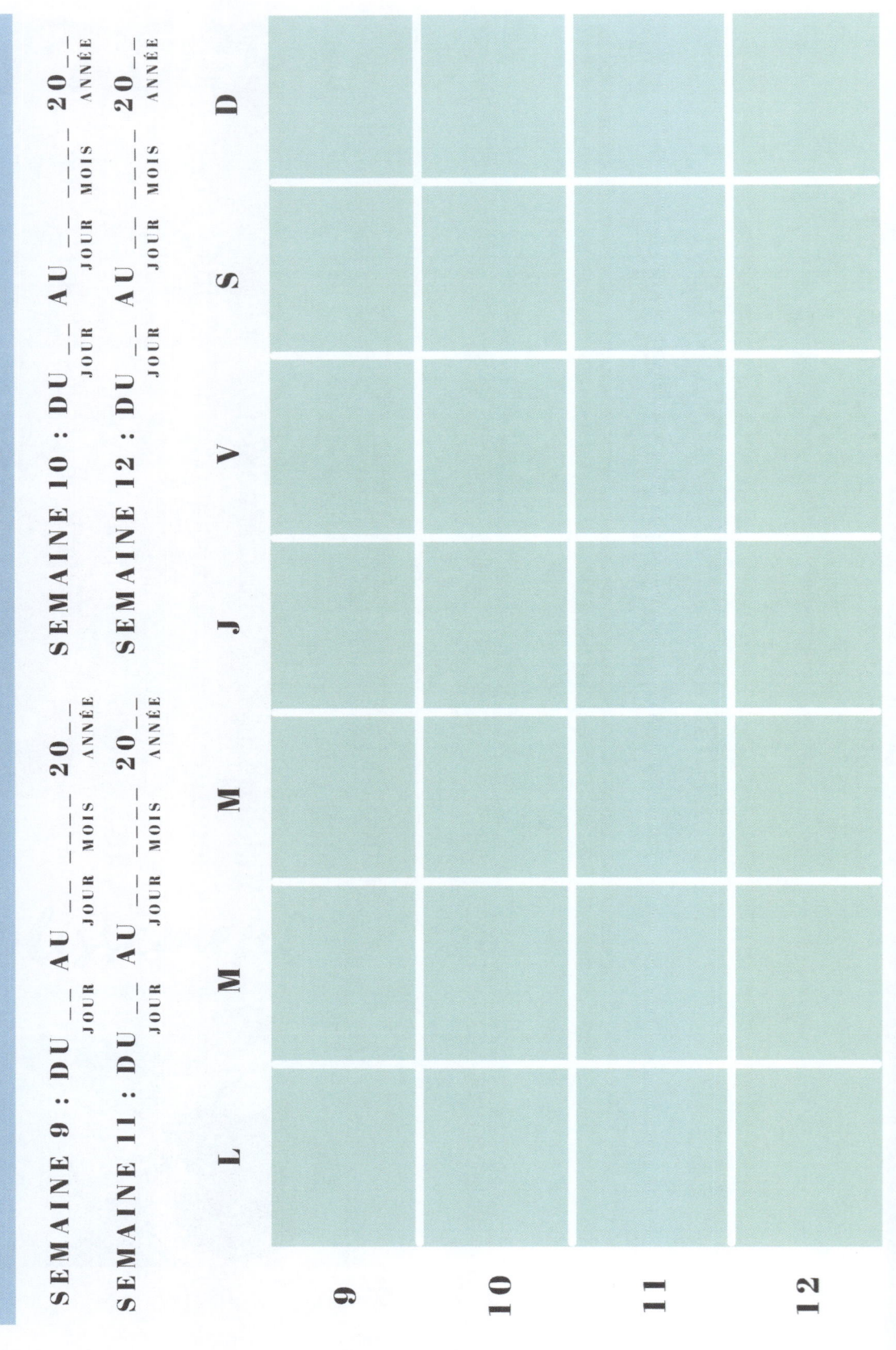

SEMAINE 9 : DU __ __ AU __ __ 20__
JOUR MOIS JOUR MOIS ANNÉE

SEMAINE 10 : DU __ __ AU __ __ 20__
JOUR MOIS JOUR MOIS ANNÉE

SEMAINE 11 : DU __ __ AU __ __ 20__
JOUR MOIS JOUR MOIS ANNÉE

SEMAINE 12 : DU __ __ AU __ __ 20__
JOUR MOIS JOUR MOIS ANNÉE

	L	M	M	J	V	S	D
9							
10							
11							
12							

RÉSUMÉ SEMAINE 9

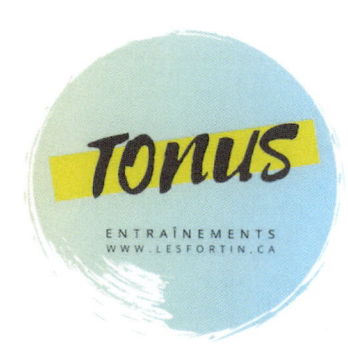

1- DÉBUT du Circuit 3 : AMBIDEXTRUM
i) Nous entraînerons un bras à la fois;
ii) Nous instaurerons des entraînements une jambe à la fois, en utilisant une sangle à la cheville; et
iii) Utiliser 2 mousquetons par attache de poignée et sangle.

2- ÉVALUE TA SITUATION
Pour commencer la 9e semaine adéquatement et de façon sécuritaire,
assure-toi d'y aller progressivement si tu as pris une pause depuis la phase 2.

3- CHOIX D'ÉLASTIQUES
Prendre 40 à 50% de la charge prise lors de la phase précédente, puisque nous travaillerons un membre à la fois.

4- MOT D'ORDRE : PRÉSENCE
Fais les exercices en pleine conscience et apprécie chacun des entraînements.

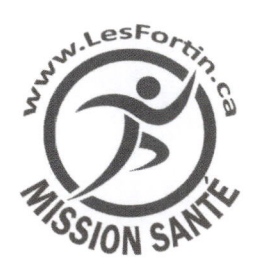

RÉSUMÉ SEMAINE 10

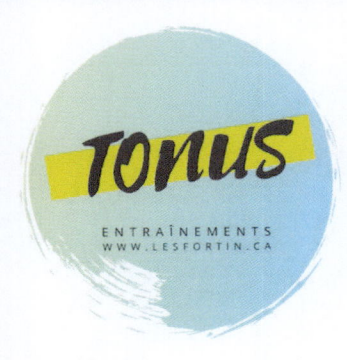

1- BIENFAITS À TRAVAILLER LES MEMBRES SÉPARÉMENT:

- Stimuler les 2 hémisphères du cerveau;
- Travailler les 2 membres également; et
- Stimuler la créativité.

2- BIENFAITS À TRAVAILLER LES JAMBES INDIVIDUELLEMENT:

- Stimule les muscles STABILISATEURS et le "Core";
- Travailler son ÉQUILIBRE; et
- Améliorer sa COORDINATION.

3- MOT D'ORDRE : CONFIANCE

- Ayez confiance en votre corps et en votre tête!
- Le corps va s'adapter et votre "mind-set" aussi!

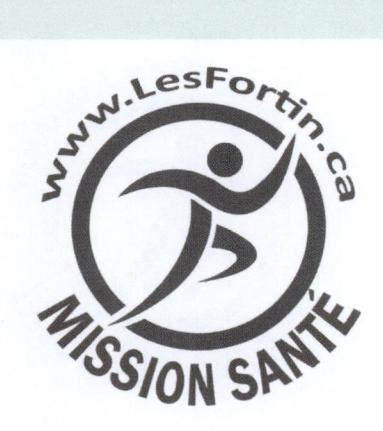

RÉSUMÉ
SEMAINE 11

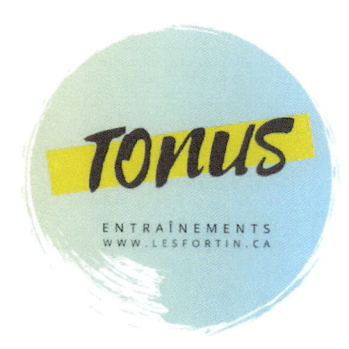

1- QUELLES SONT LES UTILITÉS DES EXERCICES DE TONUS:

- Garder une autonomie physique à court et long terme;
- Jouir d'une qualité de vie optimale; et
- Avoir un corps fonctionnel, qui nous permet d'accomplir ce que l'on désire.

2- TONUS VOUS AIDE À ÉVITER DES BLESSURES POTENTIELLES:

- Votre corps s'adaptera aux inconforts temporaires;
- Moins de chances de tomber, car vous aurez un meilleur équilibre; et
- Vos tendons et muscles se renforceront et vous donneront de la stabilité.

3- MOT D'ORDRE : FONCTIONNEL

- Faites des choses qui vous servent (qui sont utiles pour vous); et
- Choisissez des activités qui vous mèneront vers la vie que vous voulez mener.

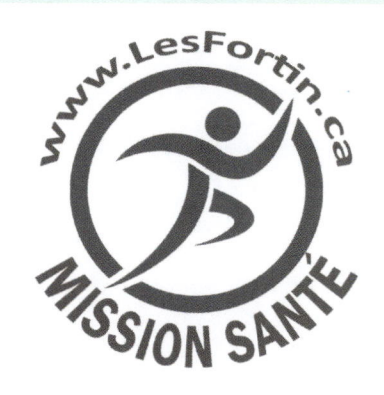

RÉSUMÉ
SEMAINE 12

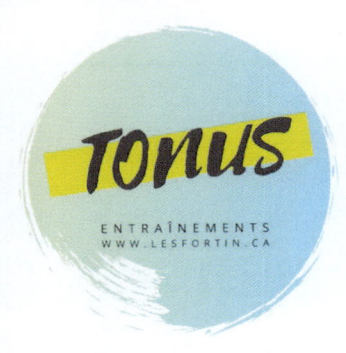

1- CETTE SEMAINE EST UNE PRÉPARATION À LA PHASE 4:
- Travailler en mode accéléré afin d'être essoufflé
(pas trop lourd et plus de répétitions).

2- LE CIRCUIT DE LA PHASE 4 SERA:
- un peu plus court, mais plus intense/efficace;
- constitué de mouvements composés (jambes et bras en même temps); et
- exigeant du point de vue cardiovasculaire.

3- LORSQU'ON EST ESSOUFFLÉ:
- C'est que notre corps a besoin plus d'oxygène pour fournir de l'énergie aux muscles; et
- Notre corps s'adaptera si on lui demande régulièrement de fournir un effort hors de notre habitude. C'est le principe d'ADAPTATION.

4- MOT D'ORDRE : VISION
- Visualiser que cette semaine est une préparation pour la phase 4 et
- Se mettre dans l'esprit qu'un défi est à l'horizon.

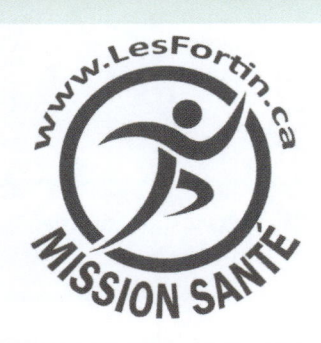

TONUS

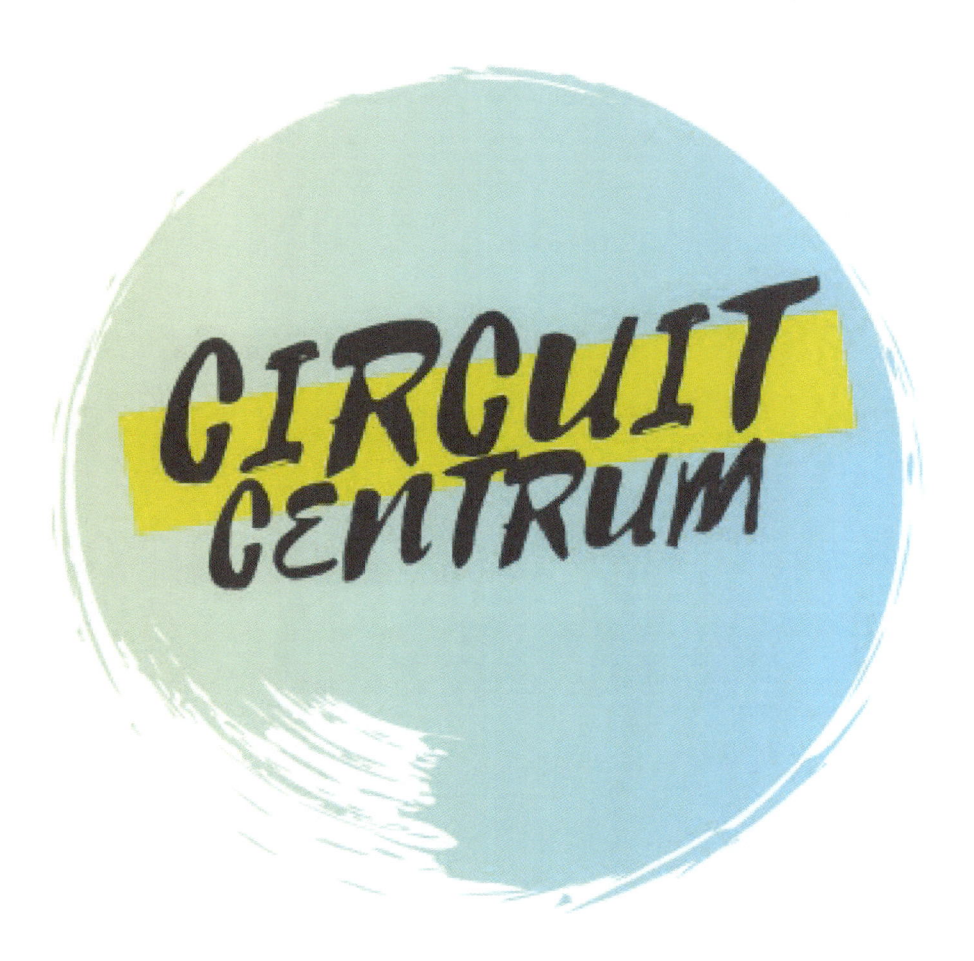

CIRCUIT CENTRUM

PHASE 4
Semaines 13 à 16

Circuit Centrum

TONUS
ENTRAÎNEMENTS
WWW.LESFORTIN.CA

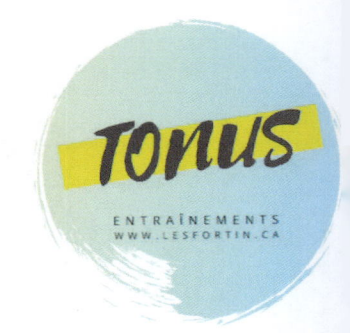

Durée: 30 minutes
5 Séries du Circuit complet (5 exercices combinés)
1 "CORE" en feu!!

CIRCUIT COMPLET de 5 exercices combinés
Ancrage au HAUT de la porte (poignée à une main)

Série à répéter 3 fois (15x chaque côté)
15x Rameur à un bras + Squat à 2 jambes
15x Lat push à un bras + Intérieur de jambe opposée
15x Biceps à un bras + Extérieur de jambe opposée
15x Extension de Triceps à un bras + Lunge jambe opposée devant
15x Flys à un bras + Mollets à 2 jambes (synchronisé avec le fly OU en alternance)

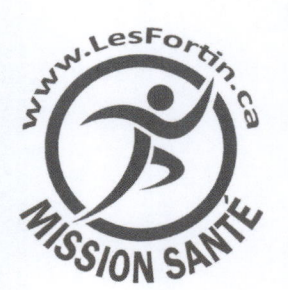

www.LesFortin.ca — MISSION SANTÉ

Cette phase t'aidera à renforcer les muscles de ton "core" qui est le centre de ta force, tout en travaillant l'équilibre. Cet entraînement te prépare à vivre une vie active, à l'épreuve des maux et blessures!

Continue, ça va bien!

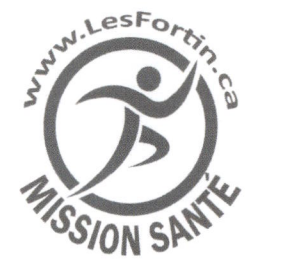

Circuit Centrum

Circuit complet

Rameur + Squat
- Début
- Fin

Lat push + Int. Jambe opposée
- Début
- Fin

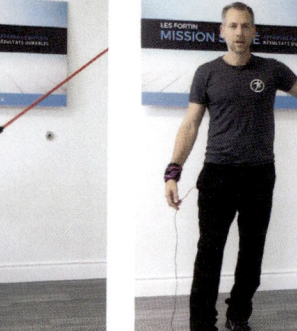

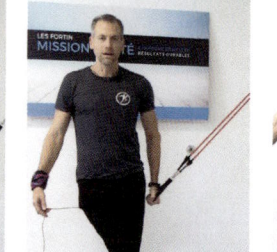

Biceps + Int. Jambe
- Début
- Fin

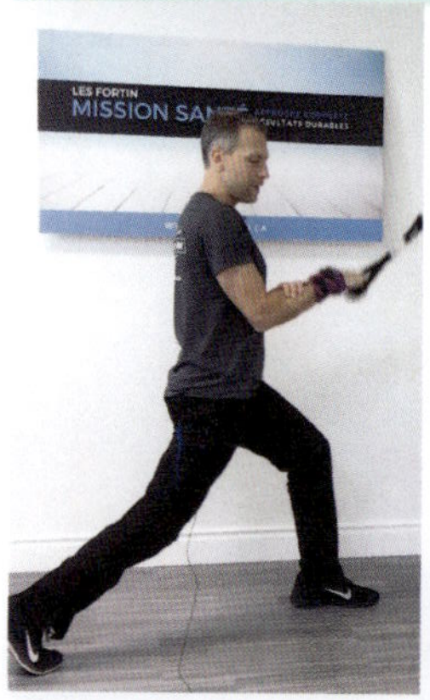

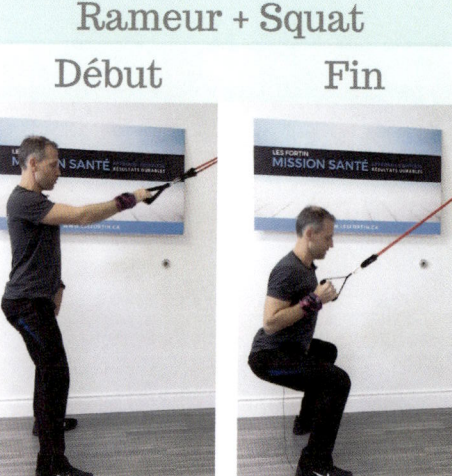

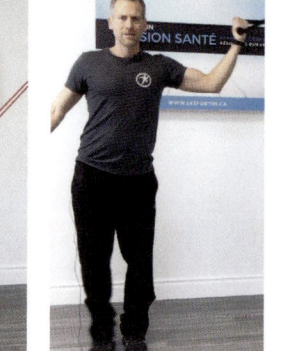

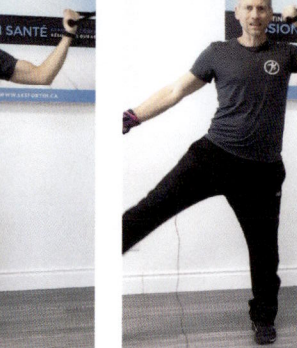

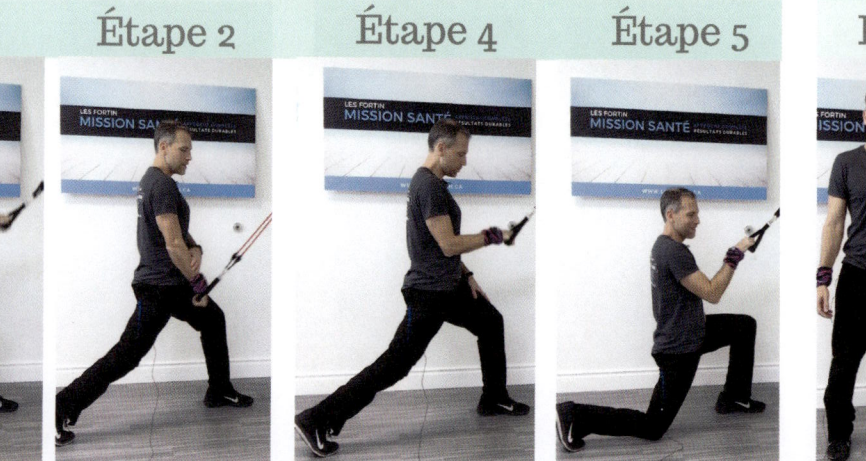

Tricep + Lunge (alternance)
- Étape 1
- Étape 2
- Étape 4
- Étape 5

Fly + Mollets
- Début
- Fin

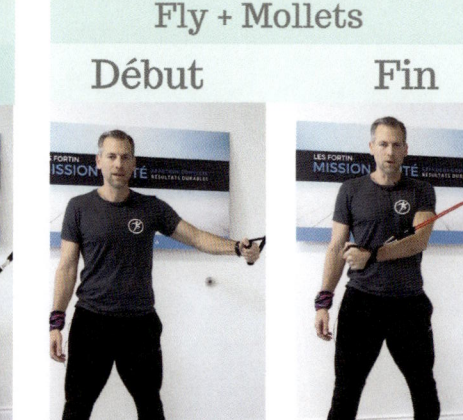

Mes notes

Nom:

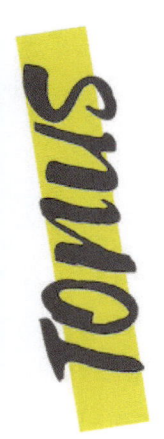

Date de début: **Date de fin:**

Phase IV : ENTRAÎNEMENT - Circuit CENTRUM

TORUS
ENTRAÎNEMENTS
WWW.LESFORTIN.CA

Selon mon horaire, je ferai mes entraînements les jours et heures suivants:
ex: Jour 1 : Lundi à 07h00

Jour 1 : _____ à _ _ h _ _ ; Jour 2: _____ à _ _ h _ _ ; Jour 3: _____ à _ _ h _ _

Semaine 13
- ☐ Vidéo de la semaine
- **Entraînement:** 1☐ 2☐ 3☐
- **Élastique utilisé:** ___ lbs ___ lbs ___ lbs

Semaine 14
- ☐ Vidéo de la semaine
- **Entraînement:** 1☐ 2☐ 3☐
- **Élastique utilisé:** ___ lbs ___ lbs ___ lbs

Semaine 15
- ☐ Vidéo de la semaine
- **Entraînement:** 1☐ 2☐ 3☐
- **Élastique utilisé:** ___ lbs ___ lbs ___ lbs

Semaine 16
- ☐ Vidéo de la semaine
- **Entraînement:** 1☐ 2☐ 3☐
- **Élastique utilisé:** ___ lbs ___ lbs ___ lbs

Notes:

Calendrier de suivi (optionnel)

Calendrier de suivi de vos activités et "actions" santé. ex: notez vos entraînements Tonus, vos marches, (et autres activités physiques) en plus de vos actions santé (par rapport à l'alimentation, développement personnel, etc.).

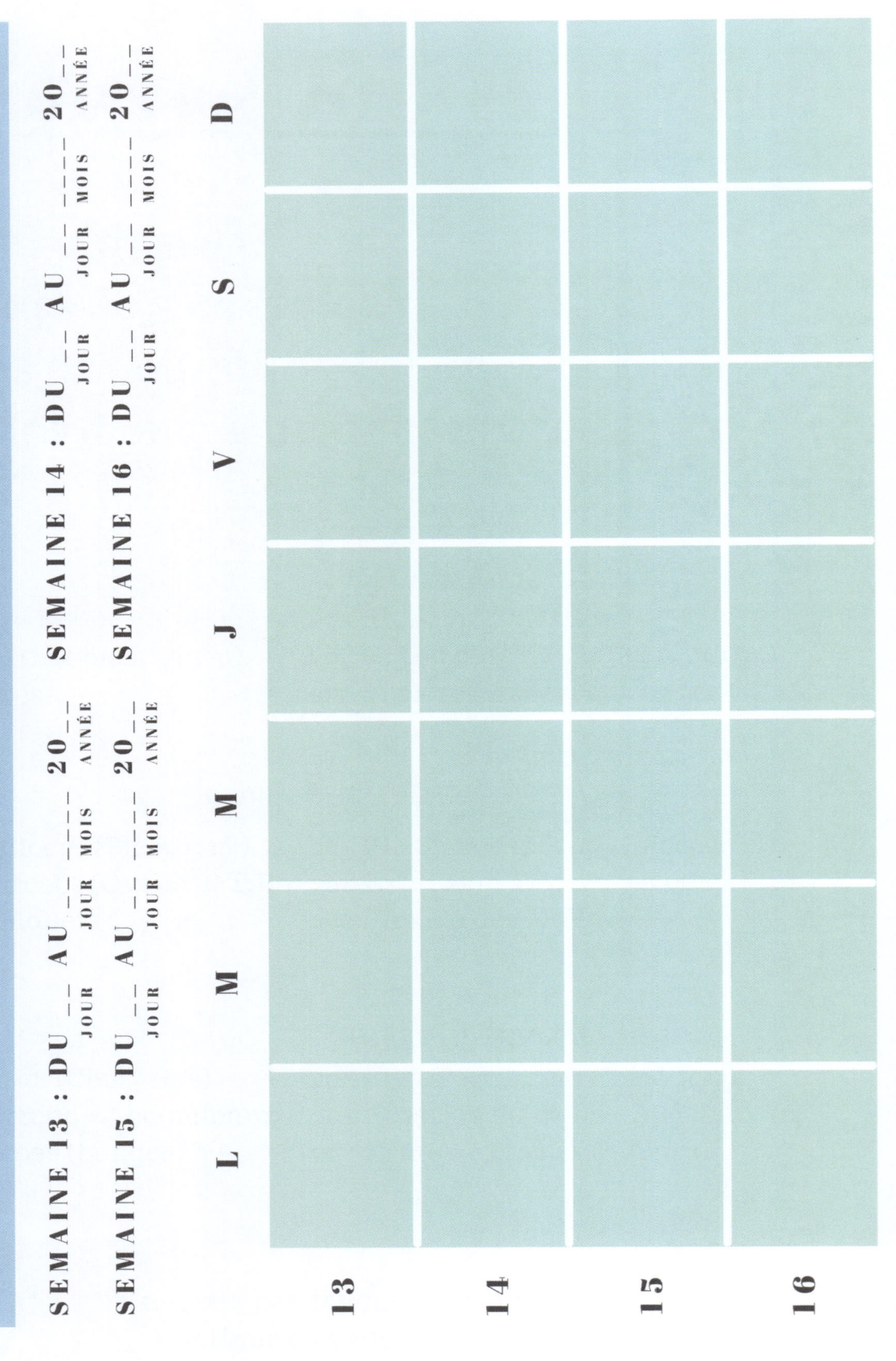

SEMAINE 13 : DU __ __ AU __ __ 20 __
　　　　　　　　JOUR　　　JOUR　MOIS　ANNÉE

SEMAINE 14 : DU __ __ AU __ __ 20 __
　　　　　　　　JOUR　　　JOUR　MOIS　ANNÉE

SEMAINE 15 : DU __ __ AU __ __ 20 __
　　　　　　　　JOUR　　　JOUR　MOIS　ANNÉE

SEMAINE 16 : DU __ __ AU __ __ 20 __
　　　　　　　　JOUR　　　JOUR　MOIS　ANNÉE

	L	M	M	J	V	S	D
13							
14							
15							
16							

RÉSUMÉ SEMAINE 13

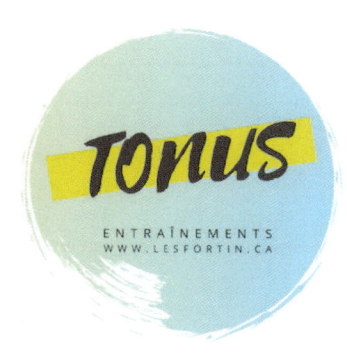

1- Phase 4 : CENTRUM

- Centrum = "Au centre de" en latin;
- Core = Abdos + bas de dos + fesses = le tronc;
- Travaille l'équilibre;
- Sollicite la coordination; et
- Combine 2 mouvements en même temps.

2- ABDOMINAUX ET LE GRAS

A- Gras sous-cutané (sous la peau); et

B- Graisse viscérale (entre les organes, sous les muscles) = danger élevé pour crises de coeur et provoque maux de dos.

3- MOT D'ORDRE : FONDATION

- Le "core" est la fondation de tout mouvement fonctionnel; et
- En solidifiant la base, le reste suivra.

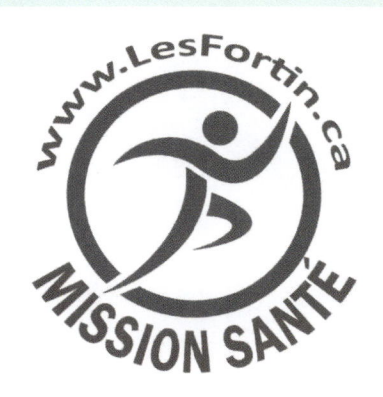

RÉSUMÉ
SEMAINE 14

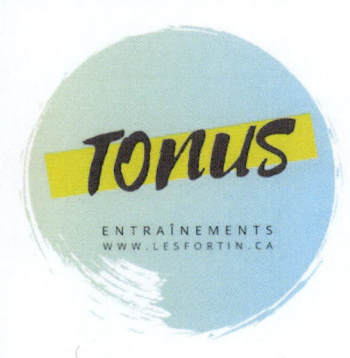

1- NET = No Extra Time Activities

En français = Activités concomitantes

(activités qui peuvent être faites en même temps, sans que l'une nuise à l'autre)

Exemple en entraînement pour la phase 4:

On travaille un muscle principal + beaucoup de muscles stabilisateurs + on travaille la coordination + l'équilibre + les muscles du "Core", TOUT EN MÊME TEMPS!! On sauve énormément de temps.

2- Mot d'ordre: EFFICACITÉ

Être efficace nous permet de faire plus en moins de temps.

*Petit conseil:

Superposer des activités concomitantes au lieu de pratiquer le "Multi-tâche" d'activités qui compétitionnent pour le même genre d'attention.

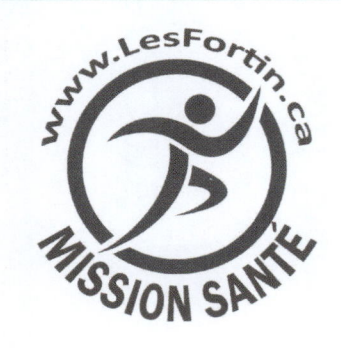

RÉSUMÉ
SEMAINE 15

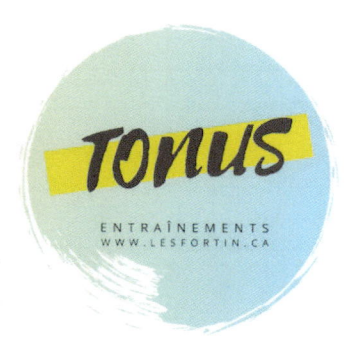

1- RAPPEL DES TYPES DE CONTRACTIONS:

i) **CONCENTRIQUE:** Le muscle se raccourcit.

ii) **EXCENTRIQUE:** Le muscle s'allonge en résistant à la charge.

iii) **ISOMÉTRIQUE:** Le muscle conserve une longueur fixe sous tension.

iv) **PLIOMÉTRIQUE:** Contraction de puissance.

2- MOT D'ORDRE : RÉPÉTITION

- Il faut répéter les mouvements et les entraînements afin d'avoir des résultats;
- Plus vous répétez les entraînements, plus ça deviendra facile de prendre le temps pour les faire (création d'habitude);
- Vous pourrez faire des entraînements de plus en plus efficaces avec le temps.

CONTINUEZ!!

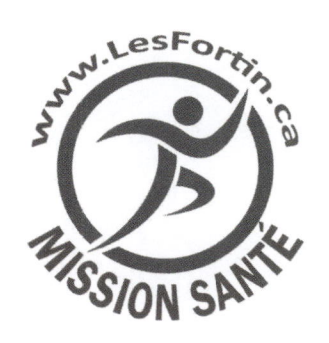

RÉSUMÉ
SEMAINE 16

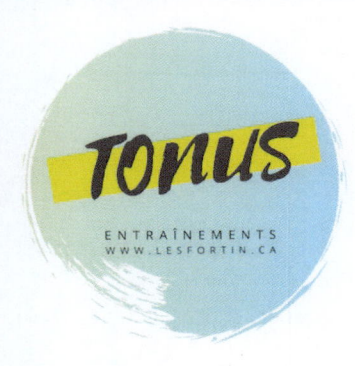

1- APRÈS LA PHASE 4, IL FAUT CONTINUER!!

Petits trucs si vous ne passez pas aux prochaines phases tout de suite:

i) Mélangez les entraînements entre les phases 1 à 4 et faites vous votre horaire;

ii) Aimez les entraînements;

iii) Évitez les blessures; et

iv) Gardez une régularité.

2- MOT D'ORDRE : FIERTÉ

Prenez le temps de vous féliciter et de "Célébrer" humblement votre cheminement.

3- PETITES DEMANDES

i) Laissez-moi des commentaires et suggestions pour les phases à venir;

ii) Tenez-moi au courant lorsque vous avez terminé la phase 4; et

iii) Passez le mot si vous appréciez TONUS :-) Ça nous aide et vous pouvez contribuer à aider quelqu'un à maintenir la forme.

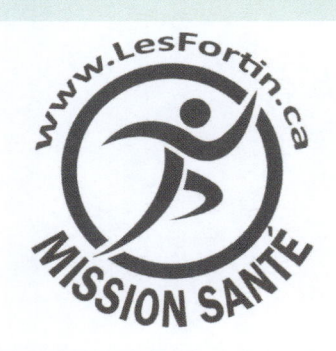

Félicitations !

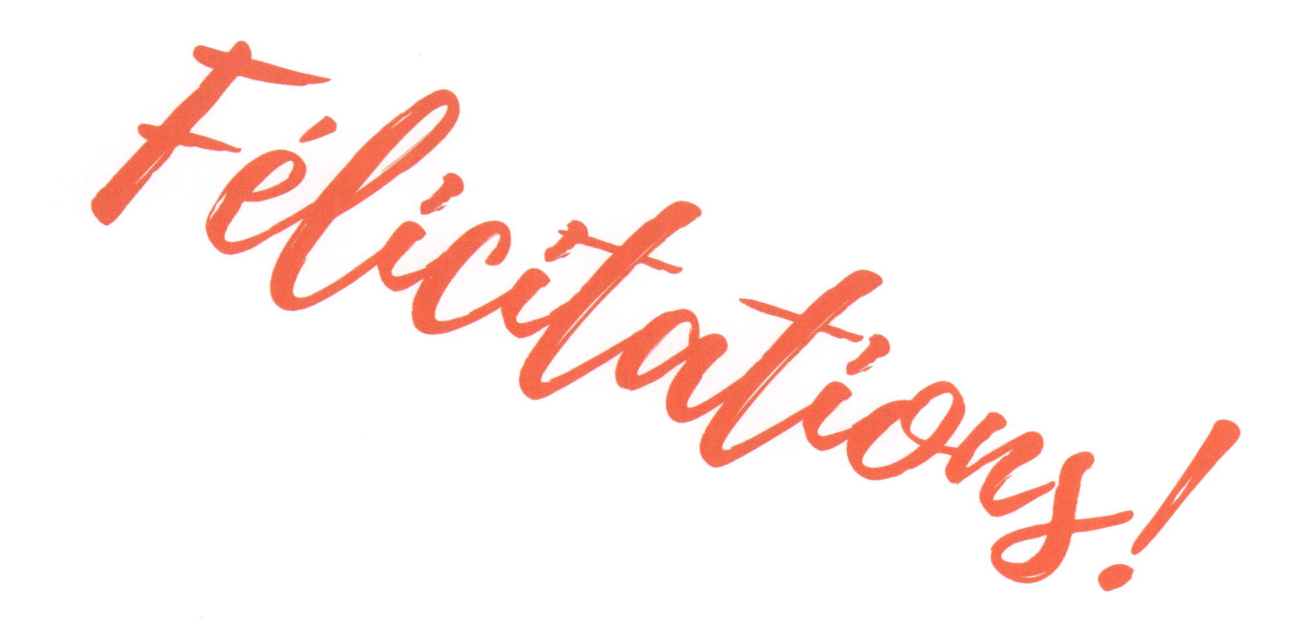

Tu as fini les 16 semaines de TONUS, bravo! L'aventure n'est pas terminée! Tu peux continuer à utiliser les circuits pour t'exercer ou tu peux sélectionner un autre programme de Les Fortin Mission Santé.

As-tu vu le TONUS HORS-SÉRIE?

À bientôt!

Tes coachs,
Sylvain et Mathieu Fortin

www.lesfortin.ca

Printed in Poland
by Amazon Fulfillment
Poland Sp. z o.o., Wrocław